Thorsten Weiss & Jenny Bor

Being Slim

Programmieren Sie Ihren Körper aufs Abnehmen

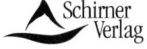

Schirner
Verlag

Haftungsausschluss

Die in diesem Buch vorgestellten Übungen und Empfehlungen wurden mit größter Sorgfalt zusammengestellt, um Menschen bei ihrem Abnehmprozess zu unterstützen. Jedoch können weder die Autoren noch der Verlag Haftung, Garantie oder Gewährleistung für die Anwendung übernehmen. Die Übungen stellen keinen Ersatz für eine professionelle medizinische Hilfe dar. Im Falle ernsthafter Symptome muss ein Arzt aufgesucht werden.
Die Inhalte dieses Buches sind kein Ersatz für medizinische, therapeutische, psychologische oder psychiatrische Behandlungen.

ISBN 978-3-8434-5038-6

Thorsten Weiss, Jenny Bor:
Being Slim
Programmieren Sie Ihren Körper
aufs Abnehmen
© 2011 Schirner Verlag, Darmstadt

Umschlag: Murat Karaçay, Schirner,
unter Verwendung von # 7969848
(Dmitry Sunagatov), www.fotolia.de
Redaktion & Satz:
Bastian Rittinghaus, Schirner
Printed by: OURDASdruckt !, Celle,
Germany

www.schirner.com

2. Auflage August 2012

Inhalt

Vorwort

Wenn du dieses Buch liest, bist du wahrscheinlich in irgendeiner Weise unzufrieden mit deinem Körper. Gehörst du auch zu den Menschen, die keine Freude beim Essen haben, weil sie bei jedem Bissen überlegen, ob sie das jetzt dick macht oder nicht? Oder gehörst du zu denen, die sich aufgegeben haben und glauben, dass sie sowieso niemals schlank werden können? Die schon unzählige Diäten ausprobiert haben und schon unzählige Male gescheitert sind?

Eines gleich vorweg: Dieses Buch stellt keine Diät oder ein spezielles Programm vor, von denen wir sagen, dass sie der einzig wahre Weg zu einem schlanken Körper seien. Hier geht es um viel mehr. Du sollst dir darüber bewusst werden, dass Essen viel mehr bedeutet, als nur deinen Körper zu ernähren. Gehe auf eine Entdeckungsreise durch dein Leben. Du wirst viele Aha-Erlebnisse haben, durch die du die Tiefe der Auswirkungen deiner Erfahrungen auf deinen Körper und dein Essverhalten erkennst. Du wirst tiefe Einsichten darein gewinnen, welche Faktoren eigentlich für dein momentanes Gewicht verantwortlich sind. Dieses

Buch ist genau für dich geeignet, denn es ist vollkommen egal, ob du momentan 130 kg wiegst oder nur 70, ob du 60, 30 oder nur 5 kg Gewicht verlieren möchtest. Es geht immer um viel mehr als das Gewicht. Nachdem du dieses Buch gelesen hast, wirst du feststellen, dass dein Gewicht sich von ganz allein in eine neue Richtung entwickeln wird: dorthin, wo du es haben möchtest. Wir wollen gemeinsam mit dir erreichen, dass das von ganz allein geschieht. Du sollst essen, worauf du gerade Lust hast, doch du sollst dies mit einem neuen Bewusstsein tun. Eigentlich macht Essen, egal ob Vollwertkost oder Junkfood immer nur eines: Es gibt dir Energie. Wenn du eine neue Bewusstheit dafür entwickelst, wird deine Körperintelligenz dich jedoch dazu bringen, dass du zukünftig ganz automatisch nur noch »gesunde« und für dich optimale Lebensmittel zu dir nehmen möchtest. Deine Körperintelligenz weiß dann genau, was gut für dich ist, und du wirst automatisch horchen, was sie dir zuflüstert.

Dieses Buch enthält viele praktische Übungen, sodass du es wie einen kleinen »Bewusst-glücklich-schlank-Workshop« anwenden kannst. Es »funktioniert« also nur, wenn du wirklich alle Übungen machst, die wir dir empfehlen. Das wird dich zu einer ganz neuen, bewussten Wahrnehmung deines Lebens und deines Körpers führen. Bist du

bereit, diese Verantwortung für dich selbst zu übernehmen? Bist du bereit, etwas zu tun, was dich zu deinem
Wunschgewicht, zu einem schlanken Körper, in dem du
dich wohlfühlst, hinführt? Hier findest du alles, was du
dazu wissen musst.

Du liest dieses Buch vermutlich deswegen, weil du ganz
persönlich mit Übergewicht zu tun hast, wie viel das auch
ist. Dieses Buch soll also dein persönlicher Begleiter sein
auf dem Weg, all diese lästigen Kilos loszuwerden, die du
momentan noch mit dir herumschleppst.

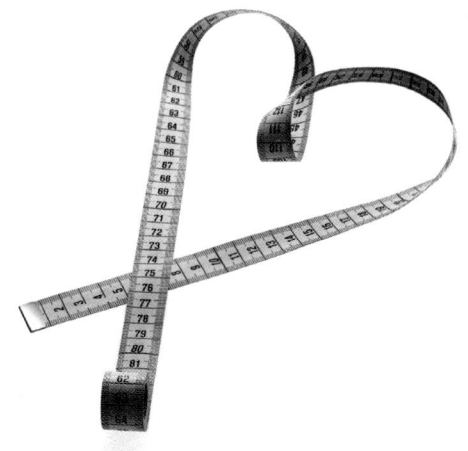

Warum schreiben wir dieses Buch?

Wir, Jenny und Thorsten, sind einander zu einem Zeitpunkt begegnet, als jeder von uns bereits viel an seinem Bewusstsein gearbeitet hatte. Wir können also beide eine Geschichte erzählen, und es ist gut, dass es die Geschichte einer Frau und die eines Mannes ist. Wir wollen weibliche wie männliche Leser dazu motivieren, mit diesem kleinen Workshop auf eine Reise in die innere Welt zu gehen, denn dort liegen die Ursachen für das, was im Außen sichtbar ist. Körper- und Gesundheitsbewusstsein haben in unserer persönlichen Vergangenheit eine große Bedeutung bekommen. Und wir sind uns sicher, dass all die Erfahrungen, die wir intensiv durchlebt haben, für viele andere Menschen ein Schlüssel sein kann, mit dem sie ihr Leid anpacken und transformieren. Neben der spirituellen Bewusstseinsentwicklung ist es sehr wichtig, auch die körperlichen Aspekte nicht zu vernachlässigen, denn unser Körper ermöglicht es uns, hier zu sein.

Dieses Buch ist der erste Schritt auf dem Weg zu einem neuen Bewusstsein. An anderer Stelle werden wir noch mehr auf die energetische Ebene der Nahrung und das

Quantenbewusstsein des Essens eingehen. In diesem Buch liegt der Fokus auf dem Körper. Jeder von uns beiden hatte seine eigene Geschichte, aus der wir die Methoden dieses Buches entwickelt haben. Diese Geschichten wollen wir jetzt erzählen.

Die typische Entwicklung eines Mädchens zur Frau – die Geschichte von Jenny

Bis zu meinem 15. Lebensjahr hatte ich eine »normale« schlanke Figur und dachte eigentlich nie über meinen Körper nach. Später, im Laufe meiner Schulzeit, bekam ich aber immer mehr die Idee, dass ich dick sei. Kommentare von anderen Menschen, aber auch meine eigene allmählich wachsende innere Überzeugung ließen eine große Unsicherheit in mir entstehen, und schon bald war ich ganz und gar davon überzeugt, dass ich einen dicken Po hatte, dass meine Hüften zu breit waren und meine Oberschenkel viel zu fett. Dabei hatte sich im Außen sichtbar nichts verändert. Allein meine neue, negative Überzeugung hatte schleichend dazu geführt, dass das Bild eines dicken Unterkörpers in mir entstanden war. Ich hatte vielleicht 5 kg zugenommen, doch genau diese 5 kg waren für mich viel zu viel, und sie »passten« auch nicht zu dem Bild, das ich von meinem Körper hatte. Diese Einsichten habe ich so natürlich erst heute. Auch nach meiner Schulzeit, als junge Frau hatte ich einen Körper, mit dem ich mich nicht wohlfühlte. Mit der Zeit habe ich bemerkt, dass andere meine Probleme mit meinem Gewicht gar nicht nachvollziehen konnten, und wenn ich über meine damalige Problematik sprach, konnten sie mich nicht einmal verstehen. Ich hatte ja eigentlich gar kein Übergewicht. Vielen Menschen in meinem Umfeld ging es sogar auf die Nerven, dass ich mit meinem Gewicht unzufrieden war. Das hat dazu geführt, dass ich meinen Mund gehalten habe und meinen Körper akzeptierte, wie er war. Natürlich war das keine echte Akzeptanz, sondern eher ein Aufgeben. Ab und zu zählte ich dennoch Kalorien und machte mehr Sport, doch ich sah schnell, dass das kaum Auswirkungen hatte außer auf meine Stimmung, die immer unglücklicher und frustrierter wurde. Mein Körper und das Wursteln mit meinem Gewicht stressten mich, es staute sich immer mehr in mir auf, und ich wurde traurig. Währenddessen beobachtete ich viele um mich herum, vor allem natürlich Frauen, die ähnliche oder oft viel schwierigere Konflikte dabei durchlebten, ihre Wahnvorstellungen der Kilos zu verlieren oder es irgendwie zu schaffen, den Körper in seinem Zustand zu erhalten. Mir wurde dadurch klar, dass es bei jedem Mensch, der mit seinem Gewicht beschäftigt ist, eigentlich um viel mehr geht. Abnehmen kann nicht allein eine Frage von Diäten, Sport und Kalorienzählen sein, wieso gäbe es sonst noch dicke Menschen auf der Welt?

Immer wenn wir in diesem Buch den Ausdruck »dick« verwenden, wollen wir natürlich niemanden beleidigen. Du liest dieses Buch wahrscheinlich, weil du Übergewicht hast und davon loskommen möchtest, egal ob das 5, 10 oder 50 kg sind. Du musst dir darüber klar werden, was dein natürliches Wunschgewicht ist. Wenn du von anderen Menschen als übergewichtig bezeichnet wirst, jedoch zufrieden mit deinem Körper bist, ist das sehr bewundernswert. Doch bist du dann wirklich ehrlich zu dir selbst? Wichtig ist, dass du ganz ehrlich bist, vor allem zu dir selbst.

Alle Versuche, mein Übergewicht mit Diäten und Sport in den Griff zu bekommen, waren nicht von viel Erfolg gekrönt. Und die wenigen verlorenen Kilos kamen meist genauso schnell zurück.
So viele Menschen leiden völlig unnötig wegen ihres Gewichts. Die Idee, dass es eigentlich keiner Anstrengung bedürfen sollte, sein natürliches Wunschgewicht zu erreichen, verfolgte mich weiter. Mit meiner persönlichen Entwicklung wurde mir klar, dass die Lösung im Unterbe-

wussten liegen muss. Als ich vor ein paar Jahren meinen heutigen Partner Thorsten traf, haben wir schnell eine Gemeinsamkeit erkannt: Wir beide waren auf der Suche nach dem Schlüssel in unserem Unterbewusstsein, mit dessen Hilfe wir diese ganzen traurigen alten Muster lösen können. Wir fühlten uns in den vielen Themen, mit denen wir uns beschäftigen, gefangen.

Wir haben Methoden entdeckt, die nicht nur Auswirkungen auf das Übergewicht, sondern auch auf viele andere Themen haben. Wir haben sie an mir selbst ausprobiert. Nach einem Jahr und viel Bewusstseinsarbeit war ich endlich diese hartnäckigen 5 Kilo los, mit denen ich seit ungefähr 20 Jahren kämpfte. Ich habe nun wieder das Gewicht der schlanken Teenie-Jenny. Die ganze Zeit über war ich fest davon überzeugt, dass das mein natürliches Gewicht ist, und ich wollte keinesfalls den Sprüchen des Frauenkollektivs glauben wie: »Es kommt sowieso jedes Jahr mindestens ein Kilo dazu« oder »ab deinem 30sten kennt der Zeiger auf der Waage sowieso nur noch eine Richtung«. Durch die bewusste Arbeit an meinen Mustern ist sogar von ganz allein ein größeres Bedürfnis entstanden, gesünder zu essen, mich mehr zu bewegen und Sport zu treiben. Sie sind natürliche Elemente im Zusammenspiel der vielen Dinge, die Einfluss auf deinen neuen Körper haben. Ich genieße es heute sehr, meinen Körper so gut zu versorgen, wie es mir möglich ist, und ihm ein hohes Vitalitätsniveau zu bieten. Das ist ein wundervolles Gefühl, das ich jedem Leser und jeder Leserin von Herzen gönne.

Die 6-Wochen-Schnell-Transformation – die Geschichte von Thorsten

Jeder Mensch hat seine eigene Lebensgeschichte, und deshalb habe ich andere im Unterbewusstsein gespeicherte Ursachen für mein Übergewicht als Jenny. Auch du hast andere als ich. Das erste Mal setzte ich mich bewusst mit meinem Körper auseinander, als ich gerade in die 5. Klasse gekommen war. Viele meiner Mitschüler waren sehr sportlich, ich dagegen fühlte mich immer träge und viel zu langsam. Schon recht bald wollte im Sportunterricht keiner meiner Mitschüler mehr mit mir in einer Mannschaft sein – wer will schon mit einem Loser spielen? In der Umkleidekabine sah ich die muskulösen und drahtigen Körper der Kameraden und empfand mich dagegen als rundlich und unattraktiv. Diese Überzeugung wurde dadurch sehr verstärkt, dass diese sportlichen und schlanken Jungs immer von den hübschesten Mädchen der Klasse umschwärmt wurden. Auch später, als Jugendlicher sah ich die anderen, durchtrainierten Jungs und dann mich: einen

Jungen, der sich nie traute, ein enganliegendes T-Shirt zu tragen, aus Angst, dass irgendjemand sehen konnte, was ich sah. Wenn ich an mir nach unten blickte, ging es von meiner Brust nicht nach innen, sondern wölbte sich sichtbar nach außen. Ich hatte zu diesem Zeitpunkt bereits die Überzeugung in mir »Ich bin dick«. Aus heutiger Sicht ist das für mich Quatsch; wenn ich mir Kinderbilder von damals ansehe, habe ich jetzt einen ganz anderen Eindruck von mir selbst, als ich ihn damals hatte. Doch warum auch immer, ich sah mich als unattraktiv, klein und dick, obwohl ich das eigentlich nicht wirklich war. Dies führte dazu, dass ich mich immer zurückgewiesen und zunehmend allein und ohne Freunde fühlte.

Als ich 24 war, bekam ich Krebs. Nach monatelanger Chemo- und Strahlentherapie und der ganzen Kotzerei konnte ich endlich einmal bewusst sehen, wie es aussieht, einen schlanken Körper zu haben. Gut, dachte ich, das ist genügend Motivation, um weiterzuleben und den Ärzten zu trotzen, die mir sagten, dass ich wenig Überlebenschancen habe. Als es mir gesundheitlich wieder gut ging, zeigte allerdings auch die Waage dasselbe wir früher. Ich hatte die Ursache für das Übergewicht und möglicherweise auch für den Krebs noch nicht gelöst. Heute weiß ich: Die Gefühle, zurückgewiesen zu werden und wertlos zu sein, sind ganz oft die kausalen Faktoren für Übergewicht – und auch für Krebs. Froh, immer noch zu leben, genoss ich also mein Leben in vollen Zügen: teurer Wein, reichlich fettes Essen mit viel Fleisch und Kartoffeln. Immer noch saß ich mit meinen ganzen Problemen da. Langsam wurde mir jedoch klar, dass ich einen tieferen Einblick in das Leben gewinnen wollte. So begab ich mich auf die Suche. Als Erstes besuchte ich ein Mentaltraining, bei dem ich mir bewusst wurde, welche Kraft wir als menschliche Schöpfer in uns tragen. Natürlich besuchte ich auch Seminare zu meinem Körper – schlank, attraktiv und sexy sollte er werden. Davon war ich weit entfernt, denn zu diesem Zeitpunkt brachte ich bereits etwas über 100 kg auf die Waage. Einige Monate später wurde ich dann auf das nächste Seminar aufmerksam. Dort lernte ich, mit meinen Energiezentren und meinem Meridiansystem zu arbeiten, und erfuhr, welchen Einfluss nicht verarbeitete Traumata und Konflikte auf unser Leben und den allgemeinen Gemütszustand haben können. Und dann ging alles rasend schnell. Ich erfuhr plötzlich echtes Glück und Dankbarkeit, ich sah mich nicht mehr als den kleinen, dicken und unwissenden Jungen, sondern es entwickelte sich eine Kraft und Zielgerichtetheit in mir, die auch meinen Körper veränderte. Innerhalb von 6 Wochen verlor ich sagenhafte 25 kg. Nicht dadurch, dass ich weniger aß oder mehr Sport trieb, sondern allein dadurch, dass ich eine Kraft in mir

entwickelte, die durch die vielen unterbewussten Konditionierungen und mein Selbstbild vollkommen blockiert
gewesen war. Durch diese Arbeit an mir selbst habe ich
es später sogar geschafft, meine mich ständig plagenden
Rückenschmerzen loszuwerden, unter denen ich seit meinem 16. Lebensjahr permanent gelitten hatte. Nun konnte
ich endlich auch Sport treiben, und ich genoss diese Freiheit. Das war ein riesiges Geschenk.

Dass Essen nicht unbedingt Einfluss auf das Gewicht hat,
erfuhr ich, als ich völlig begeistert von der Idee der sogenannten Lichtnahrung war. Es sollte Menschen geben, die
nichts mehr aßen und nur durch Meditation und Wasser-
trinken vollkommen gesund und vital waren. Allein die
Idee fand ich so spannend, dass ich es ausprobiert habe.
In den 6 Wochen, in denen ich diesem Prinzip gefolgt bin
und nur Wasser trank, hat sich mein Körpergewicht nicht
auffällig verändert. Hat Essen oder Nichtessen also überhaupt einen Einfluss auf das Gewicht? Zu einem gewissen Teil bestimmt. Doch ich glaube, dass wir dem Essen
in Verbindung mit Übergewicht oft eine viel zu große Bedeutung beimessen und das, was wirklich dahintersteckt,
übersehen.

Körperbewusstsein und Körperintelligenz

Als ich meine spirituelle Entwicklung begann, wurde mir zum ersten Mal klar, dass ich gar nicht mein Körper bin. Allein diese Einsicht kann dich um ein paar Kilo leichter machen. Die Idee, sich immer mehr vom Körper zu trennen, wird dir viel mehr Einfluss und Kraft über ihn geben. Für mich persönlich war das Bild eines Jockeys mit seinem Pferd sehr wertvoll. Das Pferd lernt, genau das zu machen, was der Jockey ihm sagt. Der Jockey und das Pferd führen eine sehr innige Beziehung, und der Jockey liebt sein Pferd über alles. Er würde sein Pferd nie zu etwas zwingen, das nicht gut für es wäre, weil er weiß, dass die Leistung des Pferdes davon abhängt, wie er seine eigene Kraft zum Ausdruck bringt und wie glücklich das Pferd mit dem ist, was es macht. Du bist der Jockey, und dein Körper ist das Pferd. Doch was bist Du, wenn du nicht dein Körper bist? Wir können es als Bewusstsein bezeichnen, als deine Seele, als das Höchste deiner selbst. Suche dir das aus, was für dich am besten klingt. Und wenn du es schaffst, diese völlige Dissoziation zwischen dir und deinem Körper herzustellen, dann wirst du der Boss sein, und dein Körper wird dir dienen und auf dich hören. Die Liebe zwischen deinem Körper und deinem Bewusstsein spielt dabei eine wesentliche Rolle. Deswegen wollen wir dieses neue Körperbewusstsein mit einer kleinen Visualisierungs-Übung initiieren.

Am besten machst du diese Übung mit einer anderen Person zusammen. Gib ihr das Buch, und lasse sie dir diesen Text langsam vorlesen, während du den inneren Bildern und Gefühlen folgst, die dabei entstehen. Natürlich kannst du die Übung auch allein durchführen. Am einfachsten ist es, wenn du den Text zum Beispiel auf ein Diktiergerät sprichst und dir die Aufnahme dann anhörst.

Diese Meditation ist eine Möglichkeit, den Geist zu entspannen und nach innen zu schauen, dorthin, wo die wahre Kraft deiner Potenziale verborgen ist. Wenn du in einen entspannten Zustand gelangst, kannst du immer mehr mit deinem Höchsten Selbst, mit deinem Bewusstsein oder mit deiner Seele kommunizieren, um ganz darin aufzugehen. Es tut gut, und du kannst daraus enorme Kraftressourcen schöpfen. Schließe also deine Augen, und lasse die Vorstellungen so detailliert und lebendig wie möglich in dir aufsteigen, lasse Farben, Geräusche, Emotionen und Bilder zu einem inneren Film verschmelzen, und fühle, was geschieht. Bist du bereit?

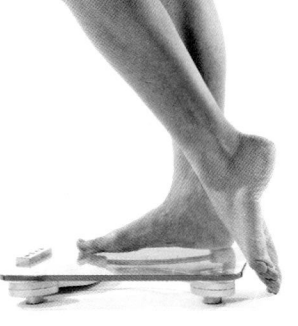

1. Schließe deine Augen, und nimm für einige Minuten Stück für Stück deinen Körper wahr. Beginne mit der Atmung, fühle dann deinen Herzschlag, stelle dir deine Zellen vor, richte deine Aufmerksamkeit auf deine Organe, und spüre eine kribbelnde Energie in deinen Beinen, deinen Armen und deinen Händen.

2. Visualisiere 12 rote Kristalle, die ca. 50 cm über deinem Kopf schweben. Sie beginnen, sich langsam im Kreis zu bewegen, und werden immer schneller. Du kannst diese Abbildung als Vorbild nehmen, wenn du keine Vorstellung davon hast, wie diese 12 Kristalle über dir schweben. Betrachte dieses Bild so lange mit offenen Augen, bis du es einfach vor dein inneres Auge rufen kannst.

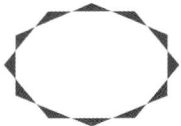

3. Die Kristalle drehen sich so schnell, dass sie einen Wirbel erzeugen. Lasse diesen Energiewirbel aus rot-goldenen Partikeln kristallinen Lichts in deinen Kopf hineinfließen, und spüre, wie dein ganzer Körper von ihrer Kraft durchflutet wird.

4. Verweile für ein paar Minuten in dieser Haltung, während du dich auf deinen ganzen Körper konzentrierst. Vielleicht beginnt er, leicht zu pulsieren und zu kribbeln.

5. Gehe, wenn du dazu bereit bist, mit deinem Bewusstsein aus deinem Körper hinaus. Vielleicht geschieht das bereits völlig von selbst. Sieh dich da sitzen oder liegen, und betrachte deinen Körper.

6. Fühle Dankbarkeit für deinen Körper und dafür, dass er dir bis jetzt so gut gedient hat. Erinnere dich an eine Zeit, in der du einen vollkommen gesunden und vitalen Körper hattest. Lasse Dankbarkeit und Liebe in dein Herz hineinfließen, und bleibe in dieser dankbaren Haltung.

7. Verweile noch in diesem Zustand, und beobachte jetzt dich selbst, erfahre dich losgelöst von deinem Körper. Erfahre, wie gut es sich anfühlt, dir bewusst zu machen, dass du der Manager über diesen Körper bist. Verlasse dann diese Entspannung, wenn es gut für dich ist.

Je häufiger du diese Übung machst, desto überzeugter wirst du werden, dass du mehr bist als dein Körper. Du wirst eine tiefe, liebende Verbindung zwischen dir und deinem Körper erschaffen. Diese Erkenntnis kann der Beginn einer wunderbaren Erlösung sein. Denn dein Körper hat eine eigene Intelligenz, die oft viel mehr weiß als dein Verstand und dein bewusster Geist. Wenn du lernst, diese Intelligenz zu nutzen, kann der Körper sich neu orientieren und von vielen Mustern loslassen, die bislang dein Gewicht aufrechterhalten haben. Sobald dein Körper diese höhere Intelligenz entwickelt und du dich dafür öffnest, werden sich dein Stoffwechsel, dein autonomes Nervensystem und dein Hormonsystem von ganz neuen Informationen leiten lassen. Alles wird viel ausbalancierter sein. Dein Körper wird zu einer Fettverbrennungsmaschine. Diese Wortschöpfung finden wir ganz besonders passend für das neue Selbstbild: Eine Fettverbrennungsmaschine ist in unserer Vorstellung ein Körper, der unabhängig von dir vollständig auf Autopilot läuft und kompetent alles für dich und das Erlangen deines natürlichen Wunschgewichtes arrangiert.

Die vier Bewusstseinsstufen

Wir unterscheiden vier Bewusstseinsstufen: unbewusst inkompetent, bewusst inkompetent, bewusst kompetent und unbewusst kompetent.

Am liebsten verdeutliche ich diese vier Stufen anhand einer wahren Geschichte, die ich mit meinem Sohn erlebt habe. Als er gerade einmal drei Jahre alt war, war er völlig davon überzeugt, dass er Auto fahren könne. »Wenn Papa das kann, kann ich das auch.« Der Autoschlüssel war nicht mehr sicher vor ihm, und ich musste mir immer wieder neue Verstecke ausdenken. Er befand sich auf der ersten Bewusstseinsstufe der unbewussten Inkompetenz. Er war innerlich so überzeugt davon, dass er Auto fahren konnte, weil Papa das ja schließlich auch konnte, dass diese Überzeugung ihm einen ungeheuren Antrieb gab. Bis zu dem Tag, an dem er den Schlüssel wirklich einmal zu packen bekam, ohne dass ich es merkte. Natürlich war sein einziges Ziel, schnell unbemerkt zum Auto zu kommen und es auszuprobieren, sich das zu beweisen, wovon er völlig überzeugt war. Es dauerte es nicht lang, bis er den Schlüssel im Schloss herumdrehte und das Auto einen Satz nach vorn machte. Es ragte zum Teil über einen kleinen Abhang, der sich unmittelbar vor der Hauswand befand. Gott sei Dank, konnte ich einem größeren Unglück zuvorkommen. Mein Sohn kam dadurch das Autofahren betreffend in einen neuen Bewusstseinszustand: Er erkannte, dass er nicht kompetent war, Auto zu fahren wie Papa. Er hatte nun die Stufe der bewussten Inkompetenz erreicht. Später, wenn er seinen Führerschein machen wird, wird er wie jeder von uns erkennen, dass es am Anfang noch ziemlich schwierig ist, sich die ganzen verschiedenen Abfolgen wie Kupplung treten, Motor starten, Handbremse lösen, Kupplung langsam kommen lassen, Gas geben usw. zu merken. In diesem Stadium erreicht man die bewusste Kompetenz. Doch irgendwann, die erfahrenen Autofahrer wissen, wovon ich spreche, geht das alles wie von allein. Dann kann man beim Fahren noch viele andere Dinge gleichzeitig tun: Telefonieren, Cappuccino trinken, das Navigationssystem programmieren, und Frauen schminken sich nebenbei sogar manchmal noch schnell. Alles geht dann auf einmal und ohne jede Anstrengung. Dann hat man die vierte Bewusstseinsstufe der unbewussten Kompetenz erreicht. Diese ist der Autopilot, man braucht dann nicht mehr über das nachzudenken, was man tut.

Unser Unterbewusstsein hat viele solche Autopiloten, und gerade bei vielen der am Gewichtsverlust beteiligten Prozesse ist es auf einen falschen Autopiloten programmiert. Völlig unbewusst nimmst du Lebensmittel zu dir, kaufst ein, isst, und oftmals bist du dir der vielen Gewohnheiten und Autopiloten gar nicht mehr bewusst. Mit der Beingslim-Methode wirst du all diese ungewünschten Autopiloten erkennen und wieder auf Stufe 2 zurückkehren. Du wirst in vielen Fällen erkennen, dass du glaubtest, kompetent zu sein, aber entdecken, dass du eigentlich doch inkompetent darin bist. Daran ist nichts Verkehrtes. Es ist einfach nur eine Tatsache, so wurdest du erzogen – doch nur deswegen, weil deine Eltern und Lehrer es nicht besser wussten. Sie haben ihr Bestes gegeben. Schuld ist das falsche Wissen der Gesellschaft und die Irreführung durch das perfekte Marketing der Lebensmittelkonzerne. Diese wissen ganz genau, wie das Unterbewusstsein funktioniert, und sie wissen nur allzu gut, wie sie dich so programmieren können, dass du auf Autopilot läufst. Dass du das machst, was sie wollen.

Das Eisberg-Prinzip

Die kausalen Faktoren für Übergewicht liegen meist ganz tief im unterbewussten Teil deines Selbst verborgen. Sehr eindrucksvoll kannst du dir das anhand der Metapher eines Eisbergs verständlich machen. Nur ungefähr 15 % des Eisbergs liegt oberhalb der Wasseroberfläche und 85 % darunter. Der obere repräsentiert den bewussten Teil. Hier finden sich die Willenskraft und die Entscheidung, ein Ziel zu erreichen. Doch der größere Teil des Eisbergs ist der unsichtbare, das Unterbewusstsein. Die meisten Menschen bleiben, wenn sie Gewicht verlieren wollen, an der Oberfläche. Sie versuchen es mit der puren Willenskraft zu erreichen über eine Diät, das reine Kalorienzählen oder ein Sportprogramm. Dies benötigt viel Energie, Disziplin und Motivation. Natürlich kannst du auf diese Weise Gewicht verlieren. Doch solange noch alle unterbewussten Muster im Verborgenen wirken, ist es, als ob du gegen einen reißenden Strom schwimmen musst. Du setzt dann nur 15 % deines wahren Potenzials dafür ein, während die übrigen 85 % eventuell gegen dich arbeiten. Deine Willenskraft hat also nur einen geringen Einfluss auf das

Bewusstsein & Verstand

»Ich will schlank sein«

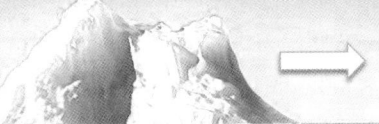

Willenskraft
Motivation
Disziplin

Glaubensüberzeugungen
Gewichtsplateaus
Verlangen und Abhängigkeiten
Ausreden
Gewohnheiten
Emotionen und Grundbedürfnisse
konditioniertes Selbstbild
selbsterfüllende Prophezeiungen
geerbte DNS-Informationen
Seelenerinnerungen
Autopilot

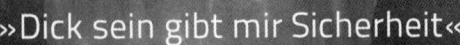

»Dick sein gibt mir Sicherheit«

Unterbewusstsein

Endresultat. Solange der Wind oberhalb der Wasseroberfläche (deine Willenskraft) stark genug weht, kann er den Eisberg sicherlich ein Stück weit in die neue Richtung (dein Wunschgewicht) bewegen. Doch was geschieht, wenn der Wind (die Motivation und die Disziplin) nachlässt? Oder was geschieht, wenn die Strömung unterhalb der Wasseroberfläche (deine unterbewussten Muster und Konditionierungen) in die entgegengesetzte Richtung fließt und den Eisberg (deinen Körper) in eine ganz andere Richtung trägt? Eigentlich will dein Unterbewusstsein dich nämlich beschützen, indem es dich da behält, wo du bist, denn das Gewohnte ist sicher. Von diesem Zustand glaubt dein Unterbewusstsein, dass er das Beste für dich ist. Wenn du schon länger, vielleicht seit deiner Kindheit dick bist, ist dein Körper wahrscheinlich der Auffassung, dass Dicksein dir Sicherheit gibt. Er ist unterbewusst so konditioniert und versteht nicht, dass ein schlanker Körper dir genauso viel Sicherheit bietet und in jedem Fall viel gesünder wäre. Vielleicht warst du einmal davon überzeugt, dass dein »Schwimmring« dir Schutz bietet, und zu der Zeit war das vielleicht sogar richtig. Eine unserer Klientinnen ist ein hervorragendes Beispiel dafür, wie intelligent unser Unterbewusstsein dabei vorgeht, uns »Schutz« zu geben. Auf der Suche nach den Ursachen für ihren schweren Körper kamen wir recht schnell auf die Spur einiger Schlüsselereignisse. Sie erinnerte sich, dass ihr Körper, als sie 12 Jahre alt war, rasch sehr fraulich wurde. Dies brachte in ihrem Umfeld, vor allem natürlich bei Männern, viele für sie ungewohnte Reaktionen mit sich, über die sie damals schockiert war. Das Schlüsselerlebnis hatte sie auf der Hochzeit einer guten Freundin ihrer Mutter. Die Braut war schwanger und in den Augen einer 12-Jährigen die glücklichste Frau der Welt. Zu fortgeschrittener Stunde, als der Bräutigam bereits betrunken war, wurde sie von diesem begrabscht, und er versuchte, sie zu küssen. Für das kleine Mädchen brach eine Welt zusammen: Wie konnte das geschehen? Auf einer Hochzeit? Er war dabei, eine Familie zu gründen! Das Mädchen fühlte sich schuldig. Doch es sollte erst der Anfang einer ganzen Reihe von Erfahrungen sein. Später verbrachte es seinen Urlaub bei seiner

Tante in deren Haus auf Ibiza. Die war ein bekanntes Model, schlank und schön, und ihr Mann war der Lieblingsonkel des Mädchens. Damals, Ende der Siebzigerjahre, war es völlig normal, dass alle ganz nackt am Pool lagen, was dem Mädchen mit seinem »neuen Körper« natürlich ganz schön unangenehm war. Als ein Foto geschossen wurde, legte der Onkel seine Hand auf die Brust des Mädchens. Und wieder fühlte es sich schuldig – war in ihren Augen die Tante doch viel schöner als sie selbst. Doch es geht noch weiter: Das 12-jährige Mädchen und seine damals 30-jährige Mutter spielten Tennis. Zwei Männer gingen vorbei, die sich sehr für das junge Mädchen interessierten, nicht aber für die attraktive 30-Jährige. Dass die Männer ihre gierigen Blicke nur auf das Mädchen richteten, löste bei der Mutter Eifersucht und Traurigkeit aus. Sie war darüber deprimiert und böse, und wieder fühlte das Mädchen sich schuldig. Wieder war sein attraktiver Körper der Auslöser dafür gewesen. Wieder. Jetzt war es genug! Im Unterbewusstsein des Mädchens bildeten sich Abwehrmechanismen. Die ständigen Schuldgefühle, die durch ihren attraktiven Körper entstanden waren, sorgten von nun an für ein unterbewusstes Programm, das die Kleine schützen würde. Sie wurde dicker und dicker, denn unterbewusst wollte sie nur noch eines: unattraktiv, unansehnlich und dick sein. Das würde sie vor diesen Erlebnissen schützen, und sie müsste sich dann vor den attraktiven Frauen wie der Braut, der Tante und der Mutter nicht länger schuldig fühlen. Bis heute funktioniert dieses Programm perfekt, denn alle Versuche der heute 30-jährigen hübschen Frau, Gewicht zu verlieren, scheiterten. Sie wiegt heute über 120 kg.

Es ist Zeit für diese Frau und auch für dich, endlich diese oder ähnliche alte Geschichten, das Leid und die Überzeugungen loszulassen. Das Lesen und Durcharbeiten dieses Buches soll dir klarmachen, dass sie dir nicht mehr nützen. Das Ziel ist, dass du es schaffst, die Strömung in die gleiche Richtung zu lenken, in die der Wind weht, und den Eisberg so mit aller Kraft zu bewegen – in Richtung deines natürliches Wunschgewichts. Dein Körperbewusstsein soll so beeinflusst werden, dass dein Körper, deine bewussten und deine unbewussten Entscheidungen ganz automatisch zusammenwirken und erreichen, dass du bewusst glücklich schlank wirst!

Mit der Willenskraft gegen den Strom schwimmen

Anhand des Bildes vom Eisberg kannst du auch nachvollziehen, wie der Jo-Jo-Effekt entsteht. Je mehr Diäten du schon gefolgt bist, desto mehr musst du dich knechten, damit dein Körper überhaupt noch auf eine Diät reagiert. Durch Diäten bringst du deinen Sättigungslevel auf eine immer niedrigere Stufe, und du darfst nicht mehr essen, als dieser Level vorgibt. Im Umkehrschluss bedeutet das, dass immer, wenn du über diesen Level hinausgehst, dein Körper sofort wieder zunimmt, weil er scheinbar viel mehr bekommt, als er eigentlich benötigt. Mit jeder Diät, der du folgst, wird es daher mühevoller und dir mehr Willenskraft abverlangt, um den Eisberg entgegen der Strömung auf Kurs und in Bewegung zu halten. Vielleicht ist dir auch schon einmal aufgefallen, dass gerade dicke Menschen oft eine enorme Willenskraft haben. Das erklärt sich hieraus. Aber es ist auch ersichtlich, dass dauerhafte Gewichtsreduzierung auf diese Weise eine unmöglich zu erfüllende Mission ist. Du musst dich zuerst auf das konzentrieren, was in deinem Unterbewusstsein lebt. Nehmen wir einmal an, du willst 10 kg abnehmen, dann ist das Erste, was du tun musst, Zugang zum Unterbewusstsein zu bekommen. Dort kannst du die negativen Überzeugungen umprogrammieren, die gegen deinen Erfolg arbeiten. Bei vielen Menschen, die zwar eine bewusste Entscheidung getroffen hatten, z. B. »ich will schlank sein« oder »ich will 10 kg abnehmen«, konnten wir feststellen, dass die Antwort, wenn wir mittels des sogenannten kinesiologischen Muskeltests das Unterbewusstsein befragten, anders lautete. Die Glaubensüberzeugung zu diesem Thema ist meist entgegengesetzt und heißt »ich will dick sein« oder »ich will mein Gewicht behalten«. Unterbewusst wollen diese Menschen also genau das Gegenteil von dem, was sie vom Verstand her anstreben. Man kann sich vorstellen, warum es manchmal unmöglich ist, das Ziel zu erreichen, wenn 85 % der treibenden Kraft sagt »ich will dick sein« oder »dick sein gibt mir Sicherheit« und nur 15 % sagen »ich will schlank sein«. Das Unterbewusstsein wird immer siegen, denn es will dich ja eigentlich in dem unterstützen, was du ihm »einprogrammiert« hast. Es will das Beste für dich und dieses Ziel umsetzen, koste es, was es wolle. Hier musst du also ansetzen, indem du dem Unterbewusstsein eine neue Information gibst, an der es sich orientieren kann, ohne durch die alten Konditionierungen abgelenkt zu werden. Die Strömung muss in dieselbe Richtung fließen, in die der Wind weht. Dadurch wirst du diese negativen Überzeugungen und Glaubensmuster loslassen und durch das ersetzen können, was du wirklich erreichen möchtest. Sei gespannt!

Gewichtsplateaus und Stagnationspunkte

Hast du auch ein ganz bestimmtes Gewicht, das du bei deinen Bemühungen, abzunehmen, noch nie durchbrochen hast? Willst du seit Jahren unter das Gewicht von 65 kg kommen, doch genau bei diesem Gewicht geht es nicht weiter? Wir nennen das ein Gewichtsplateau. Das sind Punkte, die immer, wenn sie erreicht werden, wie eine unüberwindliche Schranke wirken. Diese Gewichtsplateaus sind dadurch entstanden, dass dein Unterbewusstsein zu einem früheren Zeitpunkt ganz bestimmte Situationen oder Erlebnisse, durch die ein Konflikt oder ein Trauma entstanden ist, an genau dieses Gewicht gekoppelt hat. Und solange all diese Zusammenhänge nicht transformiert oder losgelassen wurden, kann dieses Gewichtsplateau schwer durchbrochen werden. Es sind mentale Strukturen im Unterbewusstsein entstanden, die mit einer Person oder einem Ereignis zusammenhängen. Manche Menschen haben 5 dieser Gewichtsplateaus, andere 20, doch das spielt keine Rolle mehr, wenn du sie auf-

gelöst hast. Nachdem du beispielsweise auf dem Weg zu
deinem Wunschgewicht von
55 kg die 65 kg-Grenze durchbrochen hast, warten danach
vielleicht noch weitere Stagnationspunkte bei 61 und bei
57 kg, bei denen du in deinem
Abnehmprozess wieder ste-

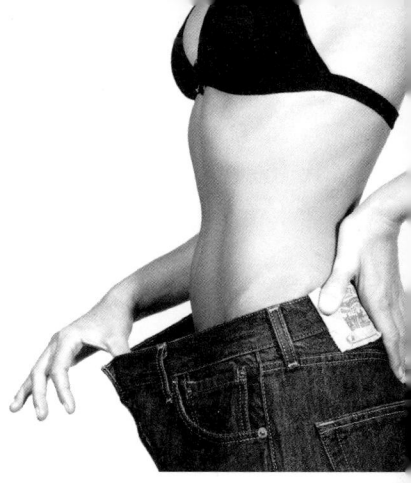

cken bleiben würdest. Um abzunehmen, ist es also essenziell, diese Gewichtsplateaus aufzuspüren. Eine der kraftvollsten Möglichkeiten dazu ist ein Vergebungsprozess.
Auch wenn du nicht weißt, welches Ereignis konkret hin-
ter einem Gewichtsplateau steht, reicht es schon aus, es
mit einer einfachen Visualisierungsübung in der spirituell-
energetischen Dimension zu lösen (siehe Übung 7, S. 78).

Naschen und Abhängigkeiten

Kennst du dieses Verlangen zu naschen? Vielleicht kennst du sogar die schlimmere Form, die obsessive Bedürftigkeit und Abhängigkeit von bestimmten Nahrungsmitteln. Viele Menschen brauchen zu bestimmten Tätigkeiten ganz bestimmtes Essen: sie können ohne Chips nicht fernsehen, ohne Schokolade nicht arbeiten oder eine Autofahrt nur mit einer Tüte Gummibärchen überstehen. Wenn sie diese Knabbereien nicht zur Hand haben, können echte Entzugserscheinungen und sogar Aggressivität auftreten. Fühlst du dich da angesprochen? Du findest in diesem Buch eine einfache Übung, die diese Abhängigkeiten auf simple Weise auflösen kann. Letztlich brauchst du in deinem Gehirn nur die synaptischen Komplexe, die diese Gewohnheit aufrechterhalten, durch solche zu ersetzen, die dir dienlich sind. Du kannst natürlich trotzdem immer noch Chips, Schokolade und Co. genießen, keine Angst! Doch es wird auf eine andere Weise stattfinden. Du wirst sie genießen, ohne davon abhängig zu sein. Du wirst sie in kleineren Mengen genießen. Du wirst aber keine Stresssymptome erleben, wenn du sie gerade nicht zur Hand hast (siehe Übung 10, S. 87).

Ausreden

Wir kommen nun zu den wohl kraftvollsten Fehlprogrammierungen in deinem Unterbewusstsein, den »Ausreden«. Damit sind Assoziationen gemeint, mit denen du dich quasi immer selbst sabotierst. Du benutzt sie, um Dinge zu tun, die eigentlich nicht gut für dich sind. Du lässt dich von diesen Ausreden immer wieder in Versuchung führen, Dinge zu essen, die du eigentlich gar nicht willst. Dann steuert dich immer dieser Autopilot, der aber auf einer falschen Grundlage läuft. Vieler dieser Ausreden bist du dir gar nicht bewusst, und doch leben sie in dir, weil sie in dir gewachsen sind und für dich zu einer selbstverständlichen Wahrheit wurden. Hier nur einige Beispiele: »Ich habe Stress, und nur Essen kann diesen jetzt vermindern«, oder: »Mir ist langweilig, und die Chips machen es so gemütlich.« Dabei kann es sich um eine sehr spezifische Überzeugung handeln wie »ich habe meine Tage, also kann ich essen, was ich will«, oder eher eine allgemeine wie »ich fühle mich nicht sicher auf dieser Welt«. Wir konnten im Laufe der Jahre eine sehr lange Liste mit diesen Ausreden machen, und sie wird stets noch länger, je mehr Menschen wir in unseren Seminaren begegnen. Mit einer kraftvollen Übung kannst du an all diese Ausreden herangehen und sie durch den Glaubenssatz ersetzen, den du und dein Unterbewusstsein benötigen, damit die Strömung in die Richtung fließt, in die der Wind weht.

Es ist sehr erhellend, all diese Fehlprogrammierungen in deinem Inneren aufzuspüren. Es wird einen gewaltigen lebensverändernden Transformationsprozess in Gang setzen, du wirst deinen Körper endlich so lieben und akzeptieren können, wie er ist, und es wird dich glücklich machen, wenn du die Kraft spürst, die du mit einem geläuterten Unterbewusstsein besitzt, wenn alle Konflikte, Traumata und negativen Glaubensüberzeugungen sich umformen (siehe Übung 11, S. 93).

Du kannst alles haben!

Vielleicht kannst du momentan noch nicht so richtig glauben, dass du in deinem Leben alles haben kannst, dass du nicht nur schlank, sondern gleichzeitig glücklich, gesund, erfolgreich und geliebt sein kannst. Ich konnte das früher auch nicht glauben. Es klang etwas unwirklich, und ich hatte keine Idee, wie sich das anfühlen würde. Doch heute, ein paar Jahre später, weiß ich, dass es möglich ist. Du kannst diese Erfolgszustände in dir initiieren und alles haben: Schlankheit, Glück, Gesundheit, Erfolg, Liebe – und das alles gleichzeitig (siehe Übung 5, S. 74)!

Gewohnheiten

Als Kind übernimmst du meist unbemerkt die (Ess-)Gewohnheiten von deinen Eltern und deiner Familie. Die meisten deiner Gebräuche sind von deinen Eltern (oder von denjenigen, die dich aufgezogen haben) »kopiert«: mittwochs Suppe, samstags belegte Brote, sonntags dann Braten oder ein anderes Stück Fleisch. Oder der Tag beginnt mit zwei Scheiben Brot mit Marmelade und einem Glas Milch, das Mittagessen besteht wieder aus Brot, jetzt aber mit Käse oder Wurst belegt, und das Abendessen natürlich aus der traditionellen Zusammenstellung mit Fleisch, Kartoffeln und (wenn es ein muss) ein wenig Gemüse. Zwischendurch einen Apfel, einen Keks, ein Glas Cola. Jedes Land, jede Kultur und jede Familie haben ihre eigenen Gewohnheiten und Gebräuche, die bereits bei Kindern einen Autopiloten einrichten. Kürzlich waren Thorstens Kinder bei uns, und natürlich beziehen wir sie in unsere Essgewohnheiten ein, die sie von zu Hause so nicht gewohnt sind. Unser Frühstück besteht meist nur aus einem »Green Smoothie«, das ist ein Mix aus frischem Spinat, einem Apfel, Trauben, einer Banane und energetisiertem Wasser. Die Kinder fanden ihn sehr lecker und haben ihn genossen. Doch nach einer halben Stunde fragten sie, wann wir denn nun endlich frühstücken würden. Der Autopilot ist so auf Weißbrot und Marmelade konditioniert, dass der Körper, obwohl er das wohl vitalisierendste Frühstück erhalten hat, es nicht als Frühstück akzeptiert. Wenn du dir also nicht wirklich ganz darüber bewusst wirst, was deine Essgewohnheiten sind, wirst du deine angelernten Essmuster wahrscheinlich beibehalten, und sie werden sich nicht von denen unterscheiden, die du früher als Kind hattest. Wenn dir diese Gewohnheiten bewusst werden, kannst du sie verändern und durch neue, gesündere Gewohnheiten ersetzen. Dazu musst du deinen Autopiloten neu konditionieren, sodass es ganz von allein geschieht. Wenn dein Unterbewusstsein Überzeugungen hat, die einem schlanken Körper dienen, wird es alles tun, um das Ziel zu erreichen. Die Wissenschaft weiß, dass es mindestens drei Wochen lang dauert, bevor eine neue Verhaltensweise zur Gewohnheit wird. Die Übungen werden ein paar Monate in Anspruch nehmen, wenn du sie konsequent machen möchtest. Zu Beginn wirst du zwar noch bewusst damit beschäftigt sein, doch an einem bestimmten Punkt wird dir alles zur zweiten Natur. Das ist die Macht des dann positiv konditionierten Autopiloten.

Emotionale Grundbedürfnisse

Manchmal passiert es, dass Menschen in deiner Umgebung es nicht gut finden, dass du dich für einen anderen, gesünderen Lebensstil entschieden hast. Sei gewappnet: Diese Menschen werden alles tun, um dich wieder dorthin zurückzuholen, wo du warst – zurück zu deinen alten Essgewohnheiten. Es wirkt für sie, als würdest du ihren Lebensstil kritisieren, und sie fühlen sich verstoßen oder beleidigt. Es kann vorkommen, dass Partner ihre Frauen lieber dick behalten wollen, als sie beim Abnehmen zu unterstützen, aus Angst, sie könnten sie verlieren. Durch die Übungen wirst du damit umzugehen lernen und dich immer mehr von den Manipulationen durch die Außenwelt abschotten können, auch wenn sie als »Ich meine es doch nur gut mit dir« daherkommen. Du wirst auf deinem Weg bleiben, für den du dich entschieden hast, denn du lernst, dass du andere Menschen nicht verletzen kannst, sondern sie sich nur selbst verletzen können. Wenn du beispielsweise den extra für dich gebackenen Kuchen deiner Mutter ablehnst, kann sie sich verletzt fühlen. Doch du verletzt sie damit nicht. Du erinnerst sie in diesem Moment nur an ihre eigenen alten Verletzungen, die sie noch in ihrer Seele trägt. Doch du hast dich für deinen

Weg entschieden, einen schlanken und gesunden Körper zu bekommen. Du wirst lernen, für dich einzustehen und Ja zu deinem Wunsch zu sagen. Und wenn du dann wieder einmal auf einem Geburtstag bist und das Buffet voll von anziehend wirkenden, wunderschön verzierten Törtchen und Häppchen ist, wird deine Körperintelligenz dir sagen: Das ist nutzlos, das ist leer, das bringt dir nichts. Und du wirst dann die Kraft haben, dieser inneren Empfehlung zu folgen.

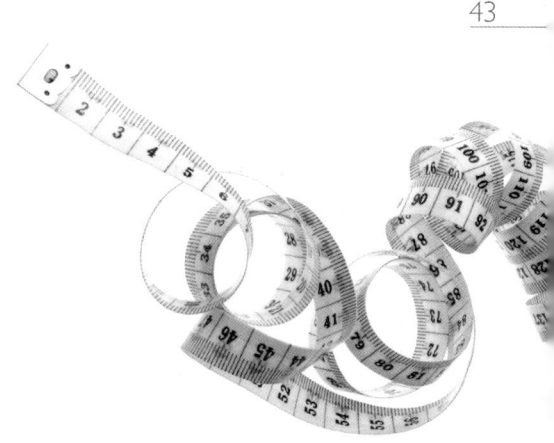

Das konditionierte Selbstbild

Wenn wir tiefer in die Essgewohnheiten hineinsehen, gelangen wir zu den antrainierten oder konditionierten Werten. Wer kennt nicht die Aussage: »Du darfst den Tisch erst verlassen, wenn du deinen Teller leergegessen hast.«? Noch schlimmer ist diese: »Wir werfen kein Essen weg, in Afrika sterben die Kinder!« Wer das während der Kindheit oft genug zu hören bekommt, ist bald absolut davon überzeugt und darauf konditioniert, dass er nicht mehr aufhören kann, bevor der Teller restlos leergegessen ist, obwohl er längst satt ist. Diese Tatsache ist dann fest im Unterbewusstsein verankert und dient der Strömung, die gegen die Windrichtung fließt und dem Ziel entgegenarbeitet. Es gibt aus der Tierwelt ein interessantes Beispiel, das das Entstehen von Konditionierungen verdeutlicht. Forscher haben in ein Aquarium erst einen Karpfen und danach einen Hecht gesetzt. Der Hecht folgte natürlich seinem instinktiven Drang als Raubfisch und nahm die Jagd auf. Im zweiten Schritt des Experiments setzten die Forscher eine Glasscheibe in dieses Aquarium ein. Auf der einen Seite war der ausgehungerte Hecht, und auf die andere Seite setzten sie wieder einen Karpfen. Der Hecht sieht ihn, nimmt Anlauf und ... bumm! Er versucht es noch einmal ... bumm! Immer und immer wieder ... bumm! Was nun geschah, als die Forscher nach einiger Zeit die Glasscheibe herausnahmen, war interessant: nichts! Obwohl der Hecht nun die Möglichkeit hatte, den Karpfen gemütlich zu verputzen, ließ er ihn in Ruhe. Der Hecht hatte eine neue Konditionierung bekommen: Karpfen essen tut weh!

Welche unterbewussten Konditionierungen bezüglich des Essens hast du? Ohne Brot zu den Nudeln kann ich nicht satt werden? Salat allein sättigt nicht? Fleisch ist viel zu teuer, um es wegzuwerfen, auch wenn ich schon satt bin? Ich kann meine Mutter nicht enttäuschen, da fühle ich mich schuldig? Tee trinken ist etwas für Weicheier, gib mir mal mein Bier? Die Bewusstmachung dieser unterbewusst angelernten Werte ist der erste Schritt, um sie dann durch neue, selbst gewählte Werte ersetzen zu können.

Selbsterfüllende Prophezeiungen

Viele Menschen folgen jahrelang jeder neuen Diät, mit der irgendein Frauenmagazin den Stein der Weisen gefunden zu haben meint. Diese Menschen haben den Großteil ihres Lebens mit übermäßigem Essensentzug verbracht, sich stundenlangen Marterungen im Fitnessclub unterworfen, ohne durch diesen Leidensweg Freiheit und Glück zu erreichen. Oft geben diese Menschen zu, dass sie eigentlich keine Hoffnung mehr haben, ihr Ziel zu erreichen, und sie rechnen, wenn sie zu unseren Seminaren kommen, damit, auch zu scheitern, weil bis heute einfach nichts etwas gebracht hat. Das fühlt sich für viele wie eine lebenslange Gefängnisstrafe ohne Ausweg an. Viele dieser Menschen haben aber das Gefühl, dass mehr dahinterstecken muss, als sie bisher gedacht hatten, und sie sind bereit, sich zu öffnen und in der Tiefe nachzusehen, was da los ist. Für diese Menschen ist es essenziell, die negative Überzeugung »Es wird sowieso nicht funktionieren« zu transformieren. Sonst würde diese Überzeugung schnell zu einer selbsterfüllenden Prophezeiung werden. Dann wenn du etwas voller Überzeugung sagst und vor dir siehst, beginnt dein Verstand irgendwann, daran zu glauben, und er wird alles daransetzen, es für dich zu manifestieren. Dein Wunsch ist sein Befehl!

Deswegen spielen das Visualisieren und Bildlichmachen auch eine bedeutende Rolle beim Erreichen deines neuen, schlanken und vitalen Körpers, denn dein Geist reagiert am stärksten auf Bilder und Gefühle. Je besser du also dich selbst mit deinem natürlichen Wunschgewicht vor dir sehen und dich bereits heute damit gut fühlen kannst, desto mehr wird dein ganzes Sein auch daran glauben und desto früher kann es für dich Wirklichkeit werden.

Nimm doch gleich einen Stapel Zeitschriften, und schneide alle Bilder aus, die du spontan mit deinem neuen, schlanken, vitalen und gesunden Körper und deinem natürlichen Wunschgewicht verbindest. Mache daraus eine Collage, und hänge diese an einen sichtbaren Platz, wo du sie oft anschauen kannst: über oder neben deinem Bett, am Kühlschrank oder an der Wand gegenüber vom WC. Du kannst auch Bilder dazukleben, die gesunde Nahrung, Sport und Bewegung zeigen. Es klingt vielleicht ein wenig laienhaft – doch du wirst sehen, dass es total Spaß macht, wenn du damit beginnst. Du hast dann den ersten sehr wirksamen Schritt getan, deinen Wunsch und deine Sehnsucht sichtbar zu machen. Die Energie folgt immer der Aufmerksamkeit. Erst wenn du ganz konkret weißt, was du möchtest, kann es zu dir kommen. Hast du schon einmal etwas bei einem Versandhandel bestellt? Da bestellst du ja auch nicht ein willkürlich von denen ausgewähltes T-Shirt. Du gibst die entsprechende Artikelnummer, die Kleidergröße und Farbe an, sodass sie dort genau wissen, was sie versenden sollen. Dein natürliches Wunschgewicht erreichst du auf genau diese Weise. Mache dir also bewusst, was genau du willst, und bitte auch darum. Sei es dir wert, deine eigene Entscheidung zu treffen!

Du bist also nun so weit, davon überzeugt zu sein, dass du es wert bist, Gewicht verlieren zu wollen? Du hast mit deinem Verstand eine Entscheidung getroffen: »Ich will schlank sein.« Doch was ist tief da unten im unterbewussten Teil von dir selbst alles los? Hat dieser Teil die gleiche Meinung über dein Ziel? »Ich kann 10 kg Gewicht verlieren« ist leicht gesagt, doch in deinem Unterbewusstsein kann genau die entgegengesetzte Information gespeichert sein: »Ich werde niemals 10 kg Gewicht verlieren.« Da der unterbewusste Teil von dir einen größeren Einfluss auf das Erreichen dieses Ziels hat, kann es schwierig sein, diese 10 kg zu verlieren, solange diese unterbewusste Überzeugung in dir verankert ist. Ja, es ist in der Tat sehr schwierig.

Geerbte DNS-Informationen

Eine ganz gemeine Hürde beim Abnehmen, an die man normalerweise gar nicht denkt, sind die erblichen energetischen Einflüsse in deinen Zellen. Es ist möglich, dass du auf einer energetischen Ebene bestimmte Informationen von deinen Vorfahren geerbt hast. Vielleicht war dein Opa im Ersten oder Zweiten Weltkrieg und hat am eigenen Leib einen Hungerwinter erleben müssen. Natürlich ist es dann völlig normal, dass er immer Angst davor hatte, nicht genügend Essen zu bekommen. Die Angst, an Unterernährung zu sterben, hat sich tief in sein System eingeprägt. Durch die genetische Überlieferung können einige Informationen deiner Vorfahren auch in deinem System gelandet sein. Vielleicht hast du immer eine Flasche Wasser und ein paar Nüsse oder Kekse als Notration bei dir, vielleicht ist dein Abstellraum vollgebaut mit Regalen, in denen Lebensmittel lagern – du weißt ja nie, was alles passieren kann ... Ohne dass du dir dieser Rituale bewusst bist, machen sie dein Leben zu einem Gefängnis. Als Thorsten die 6-wöchige Lichtnahrungserfahrung gemacht hat, wurde ihm klar, dass er nie wieder Angst davor haben muss, nicht genug zu essen zu haben oder womöglich zu verhungern. Er hat die Überzeugung in sein System eingeprägt, dass sein Körper kein Essen benötigt, um genährt, energiereich und vital zu sein. Natürlich war das nie das Ziel, und wir beide sind viel zu große Genießer, als dass wir freiwillig auf vitales und gesundes Essen verzichten würden. Doch der Gedanke, nicht abhängig von stofflicher Nahrung zu sein, gibt wirklich Freiheit!

Seelenerinnerungen

Viele Menschen haben Hunderte oder sogar Tausende Leben vor diesem geführt. Du musst nicht an Inkarnation glauben, lasse uns jedoch davon ausgehen, dass du eine unsterbliche Seele bist und nicht das erste Mal auf der Erde inkarniert bist. Die vielen verschiedenen Lebensstile, Rassen, Körper, die unterschiedliches Geschlecht und die entsprechenden hormonalen Prägungen hatten, hinterlassen eine Seelenerinnerung, die energetisch immer noch deine zellulare Struktur beeinflussen kann. Hattest du beispielsweise in einem früheren Leben bereits einen extrem dicken Körper, dann kann das dazu führen, dass dein Körper sich an dieses alte Leben erinnert und möglicherweise meint, nun auch wieder dick sein zu müssen. Durch die sehr kraftvolle »schnelle Kristall-Aktivierung« (siehe S. 56) kannst du deinen Körper an dein wahres Potenzial als Schöpfer erinnern und ganz automatisch auch von diesen alten Seelenerinnerungen befreien. Wäre es nicht viel sinnvoller, du würdest dich an ein altes Leben erinnern, in dem du bereits einen schlanken und vitalen Körper mit deinem natürlichen Wunschgewicht hattest, in dem du glücklich warst? Dann könntest du dich mit all den Potenzialen aus deiner eigenen Vergangenheit wiederverbinden.

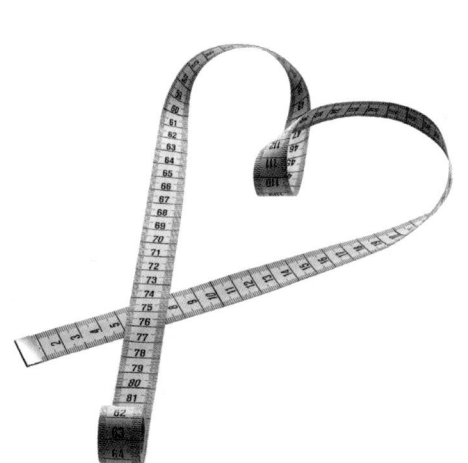

Die 4 Seinsdimensionen
und die Transformation

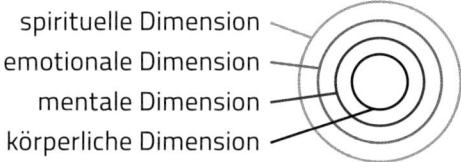

spirituelle Dimension
emotionale Dimension
mentale Dimension
körperliche Dimension

Mit dem Meditieren bist du mittlerweile vertraut, und du hast die Tatsache akzeptiert, dass du nicht identisch mit deinem Körper bist. Aus der Perspektive deiner Seele kannst du nun die Seinsdimensionen betrachten, die alle einen Bei- trag zu deinem neuen Seinszustand liefern werden. Es geht darum, deinen schlanken, gesunden, glücklichen und erfolgreichen Zustand auf allen Ebenen zu erschaffen, die einen Einfluss auf die körperliche Dimension haben. Am Bild des Eisbergs hatten wir gesehen, dass, wenn du nur auf der körperlichen Dimension arbeitest, auch nur ein kleiner Teil des dir zur Verfügung stehenden Potenzials eingesetzt wird. Um auch die anderen Seinsdimensionen zu erreichen, findest du in diesem Buch spezielle Methoden und Übungen.

Auf der mentalen Dimension werden wir neue Überzeugungen einprägen. Dazu verwenden wir eine Vielzahl sogenannter Transfirmationen, die über die Worte auch den Verstand ansprechen. Diese Informationen werden tief in dein Unterbewusstsein eindringen und deinem Autopiloten die passenden Informationen geben.

Die emotionale Dimension erreichen wir am einfachsten über das Meridiansystem. Wir werden dafür ein paar der wichtigsten Akupressurpunkte kennenlernen und diese mit den Fingern stimulieren. In Verbindung mit speziellen Transfirmationen bringen wir dadurch Informationen in das energetische System und können sogar auf die Organe einwirken. Aus der Traditionellen Chinesischen Medizin wissen wir, dass es Zusammenhänge zwischen Emotionen, Organen und Meridianen gibt. Die Akupressurpunkte

stellen – vereinfacht ausgedrückt – den Zugang zum Meridiansystem her. Auf diesem Weg gelangen wir bis tief in das Organ, wo ungelöste Emotionen aufgestaut worden sind. Dadurch haben die Organe nicht mehr alle Kraft, um deiner Körperintelligenz zu dienen und alle Stoffwechsel- und Entgiftungsprozesse so auszuführen, dass dein Körper optimal bei der Fettverbrennung unterstützt wird. Wir haben festgestellt, dass die meisten übergewichtigen Menschen überdurchschnittlich viele unverarbeitete und unterdrückte Emotionen in sich tragen. Unsicherheit, mangelndes Selbstwertgefühl, vor allem aber Wut, Frustration und viele Ängste führen dazu, dass der Körper sich für die Gewichtszunahme überhaupt erst öffnet.

Schließlich arbeiten wir auf der alles umfassenden spirituellen Dimension. Das Höchste Selbst ist für viele Menschen ein unsichtbarer, positiver und unterstützender Faktor. Es leistet einen Beitrag dazu, dass du dich weiter öffnen kannst. Das Höchste Selbst unterstützt auch scheinbar unspirituelle Dinge wie das Loslassen von Übergewicht und führt dich auf den für dich optimalen Weg.

Wenn du mit allen diesen 4 Seinsdimensionen arbeitest und sie einbeziehst, kannst du auch alle dir zur Verfügung stehenden Potenziale ergreifen und dir dienlich machen, um dein Ziel zu erreichen.

Die Integrationsmethoden

Die schnelle Kristall-Aktivierung

Die Integrationsmethode der schnellen Kristall-Aktivierung gibt uns immer Zugang zur spirituellen Dimension durch die Visualisierung der 12 roten Kristalle über deinem Kopf. Die Vorstellung von rot-goldenem Licht, das in deinen Körper und deine Organe und Zellen fließt, verbindet dich mit allem, was das Universum dir an Kraft und Potenzial zu bieten hat. Dadurch rückverbindest du dich mit einer universellen Kraftquelle.

1. Visualisiere 12 rote Kristalle, die ca. 50 cm über deinem Kopf schweben. Sie beginnen, sich langsam im Kreis zu bewegen, und werden immer schneller. Du kannst diese Abbildung als Vorbild nehmen, wenn du keine Vorstellung davon hast, wie diese 12 Kristalle über dir schweben. Betrachte dieses Bild so lange mit offenen Augen, bis du es einfach vor dein inneres Auge rufen kannst.

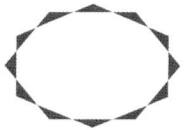

2. Die Kristalle drehen sich so schnell, dass sie einen Wirbel erzeugen. Lasse diesen Energiewirbel aus rot-goldenen Partikeln kristallinen Lichts in deinen Kopf hineinfließen, und spüre, wie dein ganzer Körper von ihrer Kraft durchflutet wird.

3. Verweile für ein paar Minuten in dieser Haltung, während du dich auf deinen ganzen Körper konzentrierst. Vielleicht beginnt er, leicht zu pulsieren und zu kribbeln.

Die multidimensionale Seins-Integrations-Übung (MDSI)

Mithilfe dieser Übung kannst du das neue Selbstbild eines schlanken und gesunden Körpers, in dem du dich wohlfühlst, auf allen vier Seinsdimensionen einfach integrieren. Du verbindest damit deine spirituelle Dimension, mit der du über dein Kronen-Chakra verbunden bist, mit der mentalen Dimension, deinem Verstand. Durch das gleichzeitige Sprechen bestimmter Transfirmationen verbindest du über dein neurobiologisches synaptisches System die körperliche mit deiner emotionalen Dimension, dem Herzen. Du vereinigst mit dieser MDSI also alle 4 Dimensionen.

Während du eine Transfirmation laut und liebevoll aussprichst, bewegst du deine geöffnete rechte Handfläche erst vor dem emotionalen Herzen in deiner Brustmitte vor und zurück, ohne dass du deinen Körper dabei berührst, als würdest du Energie zu deinem Herzen hinfächeln. Nach vier bis fünf Bewegungen gehst du mit der gleichen Hand hoch zu deinem Kronen-Chakra. Während du die Transfirmation wiederholst, bewegst du deine geöffnete rechte Handfläche über deinem Kopf auf und ab, ohne dass du deinen Kopf dabei berührst – als würdest du Energie in dein Kronen-Chakra hineinfächeln. Du wechselst so lange zwischen Herz und Kopf, solange das Aussprechen der Transfirmationen dauert.[*]

Die Transfirmationen

Wir werden mit vielen sogenannten Transfirmationen arbeiten. Diese sind nicht nur reine Affirmationen, beinhalten nicht nur eine Information, sondern auch Energie. Jede Transfirmation, die du in diesem Buch verwendest, trans-

---

[*]   Auf www.behealed.de findest du ein Video, auf dem du sehen kannst, wie genau diese Methode durchgeführt wird.

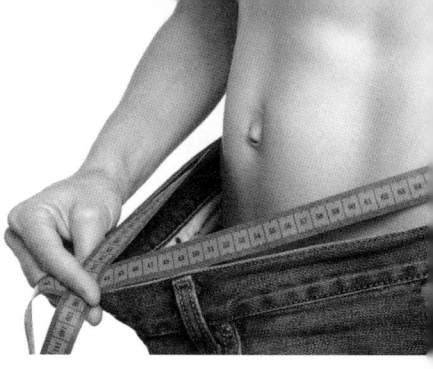

formiert dein Bewusstsein durch ihre Energie auf einer viel tieferen Ebene durch das Neue Bewusstsein, das auf einer multidimensionalen Ebene entsteht. Die spirituelle Dimension, das Quantenfeld des Bewusst-glücklich-schlank-Bewusstseins und die Intention dieses Buches, verbunden mit deiner Absicht, Gewicht zu verlieren, werden dich viel schneller viel tiefer führen. Es geht um mehr als das Prinzip: Gedanken formen Realität. Es geht um: Neues Quanten-Bewusstsein führt dich in den Superflow!

Wenn du die Transfirmationen liebevoll zu dir selbst sprichst, sei ganz offen dafür, dass die DNS-verändernde Information aus der universellen Dimension in deine Zellen fließen kann. Höre das Echo deiner Transfirmation durch das Universum hallen. Diese Übung wird viel tiefer gehen, als du es dir momentan vorstellen kannst. Du wirst eine neue Wahrheit für dich erschaffen und sie wirklich (er)leben. Es ist also nicht nur eine Information, zu der du vom Verstand her Ja sagst, sondern es geht in deine DNS, es strömt in deine Meridiane und gelangt darüber in deine Organe, bildet neue Synapsen in deinem neurobiologischen System und nistet sich in deiner spirituellen Struktur ein. Du selbst wirst zur Quelle dieser Wandlung.

Die fünf »Bewusst-glücklich-schlank-Punkte«
(BGS-Punkte)

Es gibt in unserem Meridiansystem eine Vielzahl von Aku-pressurpunkten. In den vielen Jahren, die wir nun mit die-ser Methode arbeiten, haben wir die fünf wirkungsvolls-ten Punkte zu den Bewusst-glücklich-schlank-Punkten auserkoren. Wir nennen diese Punkte die BGS-Punkte und wollen sie dir nun vorstellen.

Punkt zur Stärkung des Vertrauens (1)

Sitz: mittig auf dem unteren Rand der linken und rechten Augenhöhle (Magen-Meridian)

Transfirmation: *Ich vertraue vollkommen meinem Körper.*

Stimulierung: Klopfe leicht mit einem oder zwei Fingern der linken und rechten Hand auf diese Punkte.

Punkt zur Reduzierung von innerem Stress (2)

Sitz: zwischen Nase und Oberlippe (Gouverneursgefäß)

Transfirmation: *Ich erreiche mein natürliches Wunschge-wicht ganz leicht und voller Freude.*

Stimulierung: Klopfe leicht mit einem oder zwei Fingern der linken oder rechten Hand auf diesen Punkt.

Punkt zur Steigerung des Selbstwertgefühls (3)

Sitz: mittig unter der linken Achsel (Milz-Meridian)

Transfirmation: *Ich verdiene mein natürliches Wunschgewicht.*

Stimulierung: Klopfe leicht mit mehreren Fingern der rechten Hand auf diesen Punkt.

Punkt für den positiven Fokus (4)

Sitz: Nagelbett des Ringfingers zum Daumen hin (Dreifacher-Erwärmer-Meridian)

Transfirmation: *Ich bleibe immer auf das Positive fokussiert, und ich verarbeite und integriere alles in mir.*

Stimulierung: Massiere den Punkt an der linken Hand mit dem linken Daumennagel und an der rechten Hand mit dem rechten Daumennagel.

Punkt für das emotionale Gleichgewicht (5)

Sitz: an der Handkante (Dünndarm-Meridian)

Transfirmation: *Ich bin emotional intelligent. Ich bin eine emotionale Meisterin/ein emotionaler Meister.*

Stimulierung: Handkantenschlag (Schlage abwechselnd deine linke Faust in die rechte Hand und umgekehrt.)

In späteren Übungen werden wir dich immer wieder auffordern, während des lauten Sprechens von Transfirmationen diese Punkte zu klopfen. Das ist an sich schon eine gute Übung, um dich auf dein Wunschgewicht vorzubereiten und für diesen Prozess emotional auszubalancieren. Stimuliere die Punkte wie angegeben, und sprich dazu 4 bis 5 Mal die zugehörige Transfirmation laut. Lege nun bitte das Buch zur Seite, und beginne mit dieser kraftvollen Übung. Du kannst diese begleitend zu deinen anderen Übungen zwei bis drei Mal am Tag machen. Lasse sie zu einer Routine werden, so wie du jeden Tag Zähne putzt, und du wirst schon sehr bald emotional viel ausbalancierter sein und mehr Gelassenheit und Zuversicht spüren, dein natürliches Wunschgewicht zu erreichen.[*]

---

[*] Du kannst die Lage und Stimulierung der einzelnen Punkte in einem Video auf www.behealed.de ansehen.

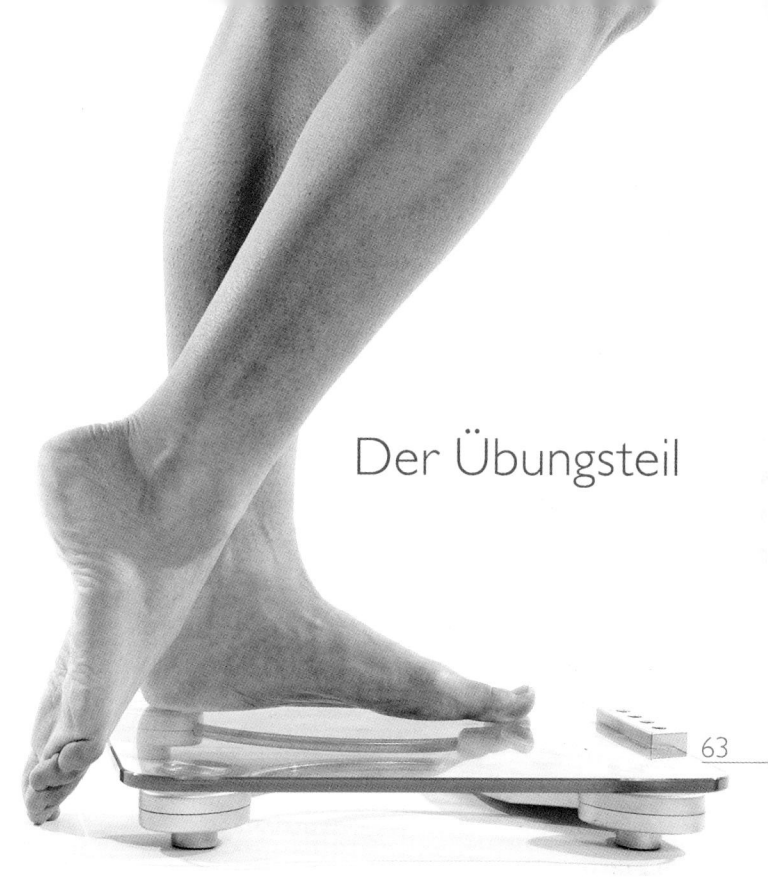

Der Übungsteil

Der Prozess, den du jetzt beginnst, wird ein paar Wochen oder sogar Monate in Anspruch nehmen. Bei jeder Übung findest du eine Angabe darüber, wie häufig am Tag und für wie lange du diese Übung ausführen solltest. Die Reihenfolge der Übungen spielt eine bedeutende Rolle. Für das beste Ergebnis solltest du die Übungen in genau dieser Reihenfolge machen.

Der Öffnungs-, Integrations- und Transformations-Prozess deines ganzen Systems hat jedoch auch seinen eigenen Rhythmus. Je intensiver du dich mit den Übungen befassen wirst, desto stärker wirst du wieder mit deiner Körperintelligenz in Kontakt kommen. Wenn du später vielleicht das Gefühl hast, für die eine oder andere Übung mehr Zeit zu benötigen, dann folge bitte diesem Gefühl und nimm dir diese Zeit.

Einen Schritt musst du noch machen, bevor du mit den Übungen loslegen kannst. Werde dir bewusst, was dein Ziel ist! Wie viel Gewicht willst du verlieren? Wie willst du mit deinem neuen Gewicht aussehen? Lasse das Bild davon so lebendig wie möglich werden. Stelle dir vor, wie du dich nach einem Jahr fühlst und was du dann erreicht hast. Kreiere die großartigste, gesündeste, glücklichste und erfolgreichste Vision von dir selbst, und verbinde diese mit einem ganz bestimmten Datum in genau einem Jahr. Du verwendest dieses Datum dann jeden Tag in deiner Visualisierung, am besten ein paar Minuten lang bevor du zu Bett gehst. Die folgenden Übungen werden auch noch intensiver, wenn du jeweils deine Visualisierung anschließt. Nimm dir diese Zeit für dich selbst!

Lasse alles in deinem Kopf wie einen Film mit Geräuschen, Farben, Gefühlen, Empfindungen, Gerüchen etc. ablaufen. Jeden Tag werden mehr Details hinzukommen. Mache aus diesem täglichen Ritual eine vergnügliche Erfahrung und eine Inspiration. Wie sieht dein neuer Kleidungsstil aus? Wie bewegst du dich? Wie reagieren andere Menschen auf dein neues Aussehen mit deinem neuen natürlichen Wunschgewicht? Wie siehst du dich selbst im Spiegel?

Trage jetzt hier deine aktuellen Daten ein:

Heute, am _____, wiege ich ____kg. In einem Jahr, am _____, habe ich mein neues natürliches Wunschgewicht von __ kg erreicht. Ich verliere in diesem Zeitraum also insgesamt __ kg.

Wir wünschen dir dafür viel Erfolg!

Übung 1: Öffne dich für den Gewichtsverlust

Anwendungsempfehlung: 3 Mal täglich für eine Woche

Führe die Schnelle Kristall-Aktivierung durch (siehe S. 56). Wende die multidimensionale Seins-Integrations-Übung (MDSI, siehe S. 57) an, und sprich dazu laut die folgenden Transfirmationen. Atme nach jeder Transfirmation tief ein und aus.

Ich verdiene es, schlank und glücklich zu sein und das Leben in vollem Umfang zu genießen. – Ich bin bereit, alles loszulassen, was mich blockiert oder davon abhält, mein natürliches Wunschgewicht und Glück wieder zu erreichen. – Ich will abnehmen und gesund sein. – Ich verdiene es, abzunehmen und gesund zu sein. – Ich kann abnehmen und gesund sein. – Ich erlaube mir, abzunehmen und gesund zu sein. – Ich sehe mich selbst schlank und gesund. – Ich kann mich schlank und gesund fühlen. – Ich erwarte von mir, wieder schlank zu sein. – Ich vertraue darauf, dass mein

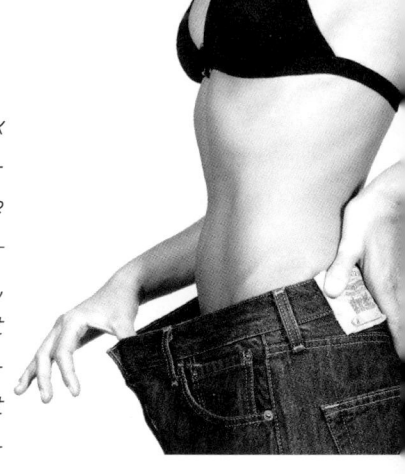

Körper die Fähigkeit hat, schlank zu sein. – Ich treffe die Entscheidung, meine Gewichtsabnahme volkommen zu unterstützen. – Ich bin bereit, alles loszulassen, was mich in der Vergangenheit zurückgehalten hat und meine Gewichtsabnahme blockiert hat. – Ich verlange, glücklich, gesund, erfolgreich und schlank zu sein bis an mein Lebensende.

Beende die Übung mit deiner Visualisierung.

Gehe bitte erst zur zweiten Übung weiter, wenn du die erste eine Woche lang 3 Mal täglich angewendet hast. Um dein Ziel zu erreichen, solltest du den Anwendungsempfehlungen folgen. Nimm dir die Zeit dafür! Das gilt natürlich genau so für alle folgenden Übungen.

Manchmal schreiben uns Seminarteilnehmer, dass das Programm bei ihnen keine Wirkung zeige. Wenn wir sie dann fragen, ob sie alle Übungen gemacht haben, müssen sie meist verneinen.

Übung 2: Zugang zum Körperbewusstsein

Anwendungsempfehlung: 3 Mal täglich für eine Woche

Das Essenzielle bei dieser Übung ist, dass du mit deinem Übergewicht in Verbindung trittst, indem du es immer wieder ansprichst. Du gelangst dadurch an die Sabotagemuster, die dein Unterbewusstsein in Bezug auf dein Übergewicht gespeichert hat und die du jetzt in den Transformationsprozess führen möchtest.

Sprich die folgenden Transfirmationen laut, während du gleichzeitig den BGS-Punkt Nr. 5 stimulierst:

Übergewicht, ich will gesund sein. – Übergewicht, ich will glücklich sein. – Übergewicht, ich will schlank sein. – Übergewicht, ich will gesund, glücklich und schlank sein und ein langes erfolgreiches Leben führen. – Übergewicht, ich will meine Essgewohnheiten verändern. – Übergewicht, ich will mich vollkommen von dir befreien. – Übergewicht, ich will mich jetzt und für den Rest meines Lebens von dir befrei-

en, und ich werde mein neues natürliches Wunschgewicht für immer aufrechterhalten. – Übergewicht, ich will, dass mich alle meine bewussten und unterbewussten Seinsdimensionen ganz und gar dabei unterstützen, nie mehr wieder zuzunehmen und für den Rest meines Lebens mein natürliches Wunschgewicht zu halten. – Übergewicht, ich will mich ganz für die Übungen in diesem Buch öffnen und meinen Teil zu meinem Erfolg beitragen.

Höre dann auf, den BGS-Punkt Nr. 5 zu stimulieren, und sprich die folgende Transfirmation ganz bewusst und liebevoll zu dir selbst. Atme danach tief ein und aus, und bleibe dann mit geschlossenen Augen für 2 Minuten ruhig sitzen, während du dich vollkommen deinem Inneren zuwendest und nur fühlst und wahrnimmst, was ist.

Ich liebe und akzeptiere mich, auch wenn ich das unterbewusst vielleicht noch nicht will, doch öffne ich mich jetzt dafür, dies bis in meine tiefste Seelenebene von ganzem Herzen zu wollen.

Beende die Übung mit deiner Visualisierung.

Übung 3: Neue Bewusst-glücklich-schlank-Glaubensüberzeugungen

Anwendungsempfehlung: 3 Mal täglich für eine Woche

Sprich die folgenden Transfirmationen laut, während du gleichzeitig den BGS-Punkt Nr. 2 stimulierst:

Übergewicht, ich werde jetzt bald mein natürliches Wunschgewicht von ___ kg erreicht haben. – Übergewicht, ich werde bald mein Wunschgewicht von ___ kg erreicht haben und es für immer halten. – Übergewicht, ich werde nach der Lektüre dieses Buches mein Essverhalten ändern und meinem neuen Körperbewusstsein anpassen. – Übergewicht, nachdem ich allen Empfehlungen und Übungen in diesem Buch gefolgt bin, werde ich ganz leicht für den Rest meines Lebens mein natürliches Wunschgewicht von ___ kg aufrechterhalten. – Übergewicht, nachdem ich alle diese Übungen gemacht habe, werde ich viel gesünder, glücklicher, schlanker und erfolgreicher sein als je zuvor.

Höre dann auf, den BGS-Punkt Nr. 2 zu stimulieren, und sprich die folgende Transfirmation ganz bewusst und liebevoll zu dir selbst. Atme danach tief ein und aus, und bleibe dann mit geschlossenen Augen für 2 Minuten ruhig sitzen, während du dich vollkommen deinem Inneren zuwendest und nur fühlst und wahrnimmst, was ist.

Ich liebe und akzeptiere mich, auch wenn ich das unterbewusst vielleicht noch nicht will, doch öffne ich mich jetzt dafür, dies bis in meine tiefste Seelenebene von ganzem Herzen zu wollen.

Beende die Übung mit deiner Visualisierung.

Übung 4: Das Bewusst-glücklich-schlank-Potenzial entwickeln

Anwendungsempfehlung: 1 Mal täglich für eine Woche

Wende für diese Übung wieder die multidimensionale Seins-Integrations-Übung an (MDSI, siehe Seite 57), und sprich dazu laut die folgenden Transfirmationen. Atme nach jeder Transfirmation tief ein und aus.

Übergewicht, ich will stärker und entschlossener sein, als ich es vor dieser Übung war. – Übergewicht, ich will fühlen und wissen, dass ich es wert bin und es verdiene, gesund, glücklich, schlank und erfolgreich zu sein. – Übergewicht, ich will jetzt alle Ursachen loslassen, die zu meiner Gewichtszunahme beigetragen haben oder dazu, dass ich bisher nicht in der Lage war mein natürliches Wunschgewicht von ____kg zu erreichen. – Übergewicht, ich will die glücklichste Person sein, die ich sein kann. – Übergewicht, ich will, dass all diese Übungen funktionieren und mir helfen, ganz in meiner Kraft zu sein, sodass ich mein natür-

liches Wunschgewicht von ___ kg mit Leichtigkeit erreiche, es für immer aufrechterhalten kann und jetzt jegliches Bedürfnis nach für meinen Körper ungesundem und übermäßig süßem und fettem Essen vollständig loslasse. – Ich liebe und akzeptiere mich, auch wenn ich das noch nicht will, doch ich öffne mich jetzt zu 100 % dafür, dies bis in meine tiefste Seelenebene von ganzem Herzen zu wollen und für mich als meine Wahrheit zu akzeptieren und anzunehmen. – Übergewicht, ich bin jetzt offen dafür, mein Wunschgewicht von ___ kg zu erreichen und für den Rest meines Lebens, oder solange ich das möchte, aufrechtzuerhalten. – Übergewicht, ich will mein Essverhalten verändern und vollkommen frei von jeglichen Entzugserscheinungen sein. – Übergewicht, von jetzt an kann ich meine alten Essgewohnheit leicht loslassen, und ich genieße mein Leben mit gesundem und vitalem Essen vollkommen und ganz bewusst.

Beende die Übung mit deiner Visualisierung.

Übung 5: Du kannst alles haben!

Anwendungsempfehlung: 3 Mal täglich für eine Woche

Sprich die folgenden Transfirmationen laut, während du gleichzeitig den BGS-Punkt Nr. 5 stimulierst.

Ich will schlank lange leben, und ich will schlank glücklich sein, und ich will schlank erfolgreich sein, und ich will schlank vital sein, und ich will schlank reich sein, und ich will schlank harmonische Beziehungen führen.

Wende dann die MDSI an, und sprich dazu laut die folgenden Transfirmationen:

Ich will jetzt vollständig und für immer ____ kg Körpergewicht verlieren, und ich habe keine Gründe mehr, dies nicht zu wollen.
Ich verdiene es, vollständig und für immer ____ kg Körpergewicht zu verlieren, und ich habe keine Gründe mehr, dies nicht zu wollen.

Ich habe das Recht, vollständig und für immer ___ kg Körpergewicht zu verlieren, und ich habe keine Gründe mehr, dies nicht zu wollen.

Es ist gut für mich, vollständig und für immer ___ kg Körpergewicht zu verlieren, und ich habe keine Gründe mehr, dies nicht zu wollen.

Ich darf vollständig und für immer ___ kg Körpergewicht verlieren, und ich habe keine Gründe mehr, dies nicht zu wollen.

Ich erlaube mir, vollständig und für immer ___ kg Körpergewicht zu verlieren, und ich habe keine Gründe mehr, dies nicht zu wollen.

Ich werde vollständig und für immer ___ kg Körpergewicht verlieren, und ich habe keine Gründe mehr, dies nicht zu wollen.

Ich will ___ kg wiegen und dabei gut aussehen, glücklich, gesund und vital sein.

Beende die Übung mit deiner Visualisierung.

Übung 6: Beziehe alle deine Körperteile ein

Anwendungsempfehlung: 3 Mal täglich für eine Woche

Erinnerst du dich daran, dass du der Boss deines Körpers bist? Du hast deine Position als Manager mittlerweile akzeptiert? Dann wird es Zeit, dass du ihm jetzt ganz konkret sagst, was er zu tun hat. In dieser tief greifenden Übung wirst du jedem einzelnen Körperteil von dir einen Auftrag erteilen, Fett loszulassen, dem dieser folgen wird.

Im ersten Teil dieser Übung erstellst du eine Liste davon, wo an deinem Körper du konkret Fett verlieren möchtest. Dazu kannst du die nachfolgenden Ideen verwenden, aber natürlich auch Stellen hinzufügen oder entfernen.

Wangen – Kinn – Hals – Schultern – Oberarme – Unterarme – Hände – Handgelenke – Finger – Brust/Brüste – Bauch – Unterbauch – Nacken – oberer Rücken – unterer Rücken – Hüften – Po – Oberschenkel – Knie – Waden – Fußgelenke – Füße – Zehen – etc.

Zu Beginn der Übung mache bitte die schnelle Kristall-Aktivierung. Fange dann mit der ersten Körperstelle auf deiner Liste an. Halte mit einer Hand oder beiden Händen z. B. die Fettrolle am Bauch. Schließe deine Augen, konzentriere dich auf diese Körperstelle, visualisiere dort rotes glitzerndes Licht und sage dann liebevoll und laut, mit deiner Aufmerksamkeit auf diese Körperstelle gerichtet:

Ich will das verlieren. – Ich will das bis zum _____ (Datum in einem Jahr) verlieren. – Ich will das mit Leichtigkeit, Vergnügen und Freude verlieren. – Ich will, dass dieses Fett schmilzt wie der Schnee in der heißen Sonne, Tag und Nacht. – Ich will, dass ___ kg Fett von meinem Körper schmelzen wie der Schnee in der heißen Sonne.

Fahre dann mit der nächsten Körperstelle auf deiner Liste fort, bis du alle Körperstellen von deiner Liste beauftragt hast, Fett zu verlieren.

Beende die Übung mit deiner Visualisierung.

Übung 7: Lösen der Gewichtsplateaus und Stagnationspunkte

Anwendungsempfehlung: 3 Mal täglich für eine Woche

Führe zuerst die schnelle Kristall-Aktivierung durch, und nimm dir dafür viel Zeit. Diese Rückverbindung mit einer stark transformativen Kraft, einem Quantenfeld, das dir sehr viel von einer für unseren Verstand nicht nachvollziehbaren Kraft zur Verfügung stellt, ist essenziell für ein gutes Ergebnis. Wenn du das Gefühl hast, vollkommen damit verbunden zu sein, beginne die MDSI, und sprich dabei die folgenden Transfirmationen:

Ich bin jetzt offen und bereit dafür, mich vollkommen mit meiner Körperintelligenz zu verbinden und in das Bewusstglücklich-schlank-Quantenfeld einzutreten.

Verweile eine Minute, fühle und atme – tritt bewusst in dieses Feld ein.

Ich bin jetzt offen und bereit dafür, dass sich meine Körperintelligenz durch das Bewusst-glücklich-schlank-Quantenfeld aller meiner Stagnationspunkte und Gewichtsplateaus bewusst wird.

Verweile eine Minute, fühle und atme – lasse bewusst alle notwendigen Informationen aus diesem Feld in dich hereinfließen.

Wende noch einmal die schnelle Kristall-Aktivierung an, und fahre dann mit der MDSI fort:

Ich bin jetzt offen und bereit dafür, dass sich meine Körperintelligenz aller meiner Blockaden und Sabotagemuster bewusst wird.
Ich bin jetzt offen und bereit dafür, dass sich meine Körperintelligenz vollkommen für alles öffnet, was zu einem stetigen, schnellen und dauerhaften Gewichtsverlust führt.

Es ist sehr wichtig, dass du vollkommenes Vertrauen in alles hast, was jetzt in deinem Inneren auftaucht. Du kannst ganz sicher sein, dass du nichts falsch machen kannst. Sei nur offen dafür, dass dir deine Körperintelligenz jetzt Informationen zur Verfügung stellt, die für die Transformation der Stagnationspunkte, die zu Gewichtsplateaus geführt haben, entscheidend sind.

Trage hier noch einmal dein aktuelles Gewicht ein: _____ kg, und das natürliche Wunschgewicht, das du erreichen möchtest: _____ kg.

Führe dann noch einmal die schnelle Kristall-Aktivierung durch, und bleibe mit geschlossenen Augen in deiner Wahrnehmung. Es werden dann in deinem Inneren Zahlen auftauchen, die zwischen diesen beiden Gewichtsangaben liegen. Wichtig ist, dass du Vertrauen in deine Wahrnehmungen hast. Manchmal kann Zweifeln dazu führen, dass du andere Zahlen siehst, die nicht passen. Die vernachlässigst du einfach, und schreibst nach und nach nur die richtigen Stagnationspunkte auf. Es können keiner, 5 oder 20 sein. Alles ist möglich.

_____ _____ _____ _____ _____ _____ _____

_____ _____ _____ _____ _____ _____

Sehr gut! du bist jetzt bereits einen großen Schritt in deinem Erkenntnisprozess weitergekommen und kannst nun alles darauf konzentrieren, diese Stagnationspunkte aufzulösen. Schreibe nun alle Stagnationspunkte, die du oben notiert hast, auf ein Blatt Papier, falte es zusammen, und halte es an dein Herz. Atme dreimal tief ein, und visualisiere den ersten Stagnationspunkt als Zahl. Sieh in deinem Inneren, wie diese sich in kleinste, rot glitzernde Kristalle auflöst und schmilzt. Bleibe für einige Zeit in diesem Kristallbewusstsein, und sage dann laut:

Ich öffne mich jetzt dafür, dass sich der Stagnationspunkt bei _____ kg vollkommen auflöst, für immer und dauerhaft. Mein Fett schmilzt wie der Schnee in der heißen Sonne, und ich bin vollkommen gesund und vital. Ich akzeptiere meinen Körper vollkommen, und ich liebe und respektiere mich genau so, wie ich bin.

Wiederhole diese Übung mit allen deinen Stagnationspunkten.

Beende die Übung mit deiner Visualisierung.

Übung 8: Sättigungspunkt verändern

Anwendungsempfehlung: 3 Mal täglich für eine Woche

Die meisten Menschen essen viel zu viel. Die Vorstellung, dass in den »normalen« Magen eines Menschen nicht mehr passt als eine Portion, die in einer Müslischale Platz findet, hilft, dies zu realisieren. Natürlich wächst der Magen immer mit, und das Ziel dieser Übung ist es, den Magen wieder auf seine ursprüngliche Größe zurückzubringen. Sehr wirkungsvoll ist es, wenn du in deine tägliche Visualisierung dieses Bild hinzunimmst und dir deinen Magen vorstellst, wie er immer weiter zu der dafür optimalen Größe zusammenschrumpft, dass du dein natürliches Wunschgewicht erreichst. Dass du oft viel zu viel gegessen hast, hat dazu geführt, dass dein Magen viel zu groß wurde. Immer dann, wenn du über den eigentlichen Sättigungspunkt hinaus weitergegessen hast – sei es, weil das Essen da war oder weil du nicht Nein sagen konntest –, hast du deinen Magen gedehnt. Die folgende Übung dient dazu, den Punkt der Sättigung wieder bewusst zu erkennen und zu integrieren. Das wird dir die Möglichkeit geben, ohne Schwierigkeiten bei 80 % der Sättigung aufzuhören zu essen, sodass sich dein Magen auf natürliche Weise wieder zusammenziehen kann. Diese Methode gleicht einer virtuellen Magenverkleinerung, die wir dir empfehlen, mit in deine Visualisierung aufzunehmen. Stelle dir einfach vor, wie ein Band jetzt dafür sorgt, dass dein Magen bereits wieder seine optimale Größe hat und du bei 80 % der Sättigung aufhören kannst zu essen.

Auch diese Transfirmationen integrierst du mit der MDSI:

Ja, ich bin es wert und ich habe das Recht und ich verdiene es, schlank, gesund, glücklich und voller Vitalität zu sein. – Ja, ich bin vollkommen offen dafür, die wundervolle Veränderung meines Körpers zu erfahren, und heiße diese jetzt in meinem Leben willkommen. – Es ist völlig in Ordnung für mich, wenn bisher keine Diät geholfen hat. – Ja, ich liebe mich selbst, und ich ehre meinen Körper. – Ja, ich erschaffe mir jetzt die Umstände und die Zeit für mich, um ausreichend Bewegung zu haben und Sport zu treiben, der mir Freude bereitet. – Dies ist eine heilige Zeit für mich. – Ich erlaube niemandem, mir diese Zeit wegzunehmen. – Ja, ich bin glücklich und dankbar für meinen Körper. – Mein

Körper ist ein großartiger Lehrer und Spiegel für mich, und dafür bin ich ihm dankbar. – Ja, ich kann Essen ablehnen, auch wenn es übrig ist. – Ja, ich kann Essen ablehnen, auch wenn ich eingeladen bin. – Ja, ich kann Essen liegen lassen, auch wenn noch viel da ist. – Ja, ich kann Essen sehen und riechen und muss dennoch nichts essen. – Ja, ich kann anderen beim Essen zusehen und muss nicht mitessen. – Mein Körper ist nun gut instruiert und motiviert, und er weiß genau, was zu tun ist, um mein natürliches Wunschgewicht von _____ kg wiederherzustellen. – Ja, ich kann ab sofort bei 80 % meiner Sättigung aufhören zu essen und erkenne ganz leicht, wann ich diesen Punkt erreicht habe.

Beende die Übung mit deiner Visualisierung.

Übung 9: Bereitschaft – Motivation – Wunsch – Disziplin – Geduld – Ausdauer – Glauben

Anwendungsempfehlung: 3 Mal täglich für eine Woche

Kommen wir nun zum oberen Teil des Eisberges. Willenskraft, der Wunsch bzw. dein Ziel, Gewicht zu verlieren, die Motivation und deine Disziplin sind notwendige Faktoren. Dein System sollte auch das Verlangen nach Geduld und Ausdauer haben und den unerschütterlichen Glauben daran und das Vertrauen darauf, dass das, was du hier tust, auch wirklich funktioniert. Diese Übung wird dir helfen, genau diesen Teil schrittweise in dein Unterbewusstsein zu integrieren. In den bisherigen Übungen hast du erlebt, wie kraftvoll die MDSI tatsächlich alle Informationen tief in dein Inneres transportiert, und so wenden wir auch dieses Mal wieder diese tief greifende Methode an. Sprich wieder liebevoll laut zu dir selbst die folgenden Transfirmationen, während du die MDSI anwendest:

Ich bin jetzt ganz offen und bereit, dauerhaft meinen Le-
bensstil zu verändern. – Ich bin jetzt ganz offen und bereit,
dauerhaft meine Essgewohnheiten zu verändern. – Ich bin
jetzt ganz offen und bereit, dauerhaft meine Prioritäten zu
verändern. – Ich bin jetzt ganz offen und bereit, mir Zeit
für mich zu nehmen, um mein natürliches Wunschgewicht
von _____ kg zu erreichen. – Ich bin jetzt ganz offen und
bereit, Geld zu investieren, um mein natürliches Wunsch-
gewicht von _____ kg zu erreichen. – Ich bin jetzt ganz of-
fen und bereit, Energie zu investieren, um mein natürliches
Wunschgewicht von _____ kg zu erreichen. – Ich bin jetzt
ganz offen und bereit, Schweiß zu investieren, um mein
natürliches Wunschgewicht von _____ kg zu erreichen. – Ich
bin jetzt ganz motiviert, mein natürliches Wunschgewicht
von _____ kg zu erreichen. – Ich habe jetzt vollkommen den
Wunsch, mein natürliches Wunschgewicht von _____ kg zu
erreichen. – Ich bin jetzt vollkommen diszipliniert, mein
natürliches Wunschgewicht von _____ kg zu erreichen. – Ich
habe jetzt alle Geduld, mein natürliches Wunschgewicht
von _____ kg zu erreichen. – Ich habe jetzt vollkommen die
Ausdauer, mein natürliches Wunschgewicht von _____ kg
zu erreichen. – Ich habe jetzt ganz und gar den Glauben
daran, mein natürliches Wunschgewicht von _____ kg zu
erreichen.

Übung 10: Reduzierung des Verlangens mit dem Being-slim-Power-Key

Anwendungsempfehlung: 3 Mal täglich für drei Tage pro Nahrungsmittel und in akuten Situationen

Viele Menschen sitzen in ihrem mentalen Gefängnis und können nicht mehr ohne ganz bestimmte Lebensmittel auskommen. Diese Übung ist fantastisch dafür, das zwanghafte oder unkontrollierte Verlangen nach Pasta, Weißbrot, Kartoffeln, Chips, Schokolade und anderen Süßigkeiten, Bier, Wein und selbst Kaffee (mit viel Milch und Zucker) ganz natürlich unter Kontrolle zu bekommen. Werde dir zunächst bewusst, welche Lebensmittel diejenigen sind, von denen du gerne »loskommen« möchtest.

_____   _____   _____

_____   _____   _____

Vorbereitung zum Being-slim-Power-Key

Beginne die Übung dann mit dem ersten Nahrungsmittel auf deiner Liste, und führe sie mit allen weiteren durch, die du nicht mehr zwanghaft oder unkontrolliert essen möchtest. Integriere mit der Stimulierung der angegebenen BGS-Punkte die folgenden Transfirmationen:

Stimuliere BGS-Punkt 5.

Ich will *für den Rest meines langen, gesunden, vitalen Lebens eine glückliche, gesunde, erfolgreiche und schlanke Person sein.*

Stimuliere BGS-Punkt 2.

Ich werde *für den Rest meines langen, gesunden, vitalen Lebens eine glückliche, gesunde, erfolgreiche und schlanke Person sein.*

Stimuliere BGS-Punkt 5.

Ich will *die Gewohnheit, _____ (z. B. Schokolade) zu essen, loslassen, und ich will für den Rest meines Lebens nur noch vollkommen gesunde und vitalisierende Nahrungsmittel zu mir nehmen.*

Stimuliere BGS-Punkt 2.

Ich werde *die Gewohnheit, _____ (z. B. Schokolade) zu essen, loslassen, und ich werde für den Rest meines Lebens nur noch vollkommen gesunde und vitalisierende Nahrungsmittel zu mir nehmen.*

Stimuliere BGS-Punkt 5.

Ich will *die Gewohnheit, _____ (z. B. Schokolade) zu essen, loslassen, und ich will mich jetzt für den Rest meines Lebens dauerhaft und zu 100 % vollkommen gesund ernähren.*

Stimuliere BGS-Punkt 2.

Ich werde *die Gewohnheit, _____ (z. B. Schokolade) zu essen, loslassen, und ich werde mich jetzt für den Rest meines Lebens dauerhaft und zu 100 % vollkommen gesund ernähren.*

Der Being-slim-Power-Key

Visualisiere jetzt kurz das Nahrungsmittel. Sieh es vor dir stehen. Stimuliere BGS-Punkt 1, und wiederhole diese Transfirmation 11 Mal laut.

_____ (z. B. Schokolade), ich bin jetzt ganz leicht in der Lage, dir zu widerstehen.

Stimuliere dann BGS-Punkt 2, während du wieder 11 Mal laut diese Transfirmation sprichst.

Wiederhole sie noch jeweils 11 Mal mit den BGS-Punkten 3, 4 und 5.

Zum Abschluss führst du die MDSI mit folgender Transfirmation durch:

Ich nehme jetzt für den Rest meines Lebens nur noch für mich und meinen Körper gesunde und vitalisierende Nahrung zu mir, und ich habe die ausdauernde Kraft, nie wieder _____ (z. B. Schokolade) essen zu müssen oder sie haben zu wollen. Nicht einmal in Situationen, in denen ich früher _____ (z. B. Schokolade) gegessen habe, z. B. wenn ich ärgerlich, gestresst oder frustriert bin oder wenn ich mich nicht gut fühle oder traurig oder allein bin oder wenn ich eine gute Zeit erlebe, muss oder will ich dieses Nahrungsmittel haben. Ich fühle mich gut und ich bin stolz auf mich. Ich trage jetzt die tiefe Überzeugung in mir, dass ich diese Gewohnheit vollkommen unter Kontrolle habe und dass ich jetzt für mein ganzes Leben frei von dieser Gewohnheit bin, _____ (z. B. Schokolade) zu essen. Ich bin jetzt offen und vollkommen bereit, mein natürliches Wunschgewicht von ____ kg ganz leicht zu erreichen.

Nach drei Tagen beginnst du dann, diese Übung für das nächste Nahrungsmittel durchzuführen, und durchläufst diesen Prozess wieder für 3 Tage. Du wirst an dir beobachten, wie das Verlangen immer geringer wird und schließlich ganz verschwunden ist. Du kannst diesem Nahrungsmittel dann vollkommen neutral gegenüberstehen, ohne dass es den Drang in dir auslöst, etwas davon naschen zu wollen oder es unbedingt haben zu müssen.

Akute Situationen

Es gibt jedoch manchmal Situationen, die dieses Verlangen wieder triggern können. Wenn du dann direkt in dieser Situation etwas tun möchtest, um dem Nahrungsmittel sicher widerstehen zu können, dann kannst du diese Übung auch in der akuten Situation anwenden.

Nehmen wir an, du sitzt mit einer guten Freundin, die du lange nicht gesehen hast, im Restaurant. Es ist so gemütlich, wie es immer war. Doch deine Freundin weiß nicht, dass du an deinem Schlankheitsbewusstsein arbeitest. Am Ende des Abends sagt sie zu dir: »Komm, lass uns den Abend wie immer mit diesem leckeren Tiramisu abschließen. Das war doch immer so gesellig.« Du kannst dem nachgeben und sagen: »Ach ja, eines wird schon nicht schaden«, doch dann reagierst du wie ein ehemaliger Raucher. Du denkst, eine Zigarette werde dich nicht zurückwerfen, und schon bist du wieder in dieser Gewohnheit »gefangen«. Solange du also immer noch verleitet werden kannst, vor allem dann, wenn emotionale Muster getriggert werden, solltest du dir dessen bewusst sein und eine andere Entscheidung treffen. Sag deiner Freundin, dass du kurz auf die Toilette musst und danach entscheidest, ob du noch Hunger hast. Dort kannst du in Ruhe die Übung durchführen. Um den Being-slim-Power-Key anzuwenden, musst du dir nur die 5 Punkte merken, und du kannst ihn in jeder akuten Situation nutzen – *Tiramisu, ich bin jetzt ganz leicht in der Lage, dir zu widerstehen.* Du kannst dir die notwendigen Informationen auch auf eine Karte schreiben, die du in dein Portemonnaie steckst, sodass du sie immer zur Hand hast.[*]

---

[*] Du erhältst diese Karte auch gratis in unserem Webshop auf www.behealed.de.

Übung 11: Transformiere deine Ausreden in stärkende Glaubensüberzeugungen

Anwendungsempfehlung: Transformiere jeden Tag eine neue Ausrede.

Immer dann, wenn du dir selbst gut zuredest oder eine Situation herunterredest, in der du etwas isst, was völlig unnütz ist, führst du dich mit einer Ausrede selbst an der Nase herum. Wir haben eine Liste mit den wichtigsten Ausreden, die wir im Laufe der Zeit gehört oder in uns selbst entdeckt haben, zusammengestellt. Beginne bei der ersten, und arbeite die ganze Liste durch. Viele Menschen sind erstaunt, wie viele dieser Ausreden sie in sich selbst entdecken. Gestehe dir ein, dass da noch viel in deinem Unterbewusstsein existieren kann, und arbeite an allen diesen Ausreden. Wenn du die ganze Liste einmal durchgearbeitet hast, bist du auf der sicheren Seite!

	Ausreden	Neue Glaubensüberzeugungen
1.	Ich esse viel zu wenig für meine Größe.	Mein Körper weiß ganz genau, was gut für mich ist.
2.	Ich habe meine Tage, ich darf das jetzt essen.	Ich bleibe mir selbst und meinen Wünschen treu.
3.	Ich esse das jetzt, weil es sowieso da ist.	Ich bin frei und kann alle Kontrolle loslassen.
4.	Es ist dem Gastgeber gegenüber unhöflich, das Essen abzulehnen.	Ich habe den Mut, zu mir selbst zu stehen.
5.	Das ist doch gesund, also kann ich so viel davon essen, wie ich will.	Ich kann bei 80 % Sättigung aufhören zu essen.
6.	Mein Blutzuckerspiegel ist zu niedrig – mein Körper braucht den Zucker jetzt.	Ich habe jetzt die ausdauernde Kraft, alle Ausreden loszulassen.
7.	Ich bin im Stress, und das Essen macht jetzt mein Gehirn frei, um zu denken.	Ich bin jetzt und immer vollkommen ausbalanciert und vollkommen in meiner Kraft.
8.	Ich brauche das, um meinen Job gut zu machen.	Ich bin unter allen Umständen vollkommen konzentriert.
9.	Ich brauche das, um zu funktionieren.	Ich bin unter allen Umständen voll in meiner Kraft.
10.	Ich brauche dieses Essen, weil es mir Liebe gibt.	Ich bin Liebe.
11.	Ich brauche dieses Essen, weil ich mich dann sicher fühle.	Ich fühle mich unter allen Umständen ganz sicher.

	Ausreden	Neue Glaubensüber-zeugungen
12.	Ich brauche dieses Essen, weil ich dann mehr Vergnügen habe.	Ich bin immer voller Freude.
13.	Ich brauche dieses Essen, weil mir langweilig ist.	Ich bin stets mit der kreativen Kraft verbunden.
14.	Ich schaffe es doch nicht mit meinem natürlichem Wunschgewicht, also esse ich weiter.	Ich erreiche alle meine Ziele und Wünsche ganz leicht, und ich weiß dies nun in meinem tiefsten Inneren.
15.	Es ist zu schwer, mit dem Essen von _____ aufzuhören (siehe Übung 10).	Ich bin mir meiner Kraft immer ganz bewusst.
16.	Ich bin es nicht wert, mein natürliches Wunschgewicht zu erreichen.	Ich bin es wert, mein Wunschgewicht zu erreichen.
17.	Ich bin es nicht wert, mich wohlzufühlen.	Ich bin es wert, mich vollkommen wohlzufühlen.
18.	Ich bin nicht wertvoll.	Ich bin wertvoll.
19.	Ich verdiene kein Glück.	Ich verdiene es, glücklich zu sein.
20.	Ich verdiene keinen Erfolg.	Ich verdiene es, erfolgreich zu sein.
21.	Ich verdiene keine Vitalität.	Ich verdiene es, vollkommen vital zu sein.
22.	Ich verdiene das Leben nicht.	Ich verdiene nur das Beste im Leben.
23.	Dieses Gewicht ist mein Karma/Schicksal.	Ich bin die Schöpferin/der Schöpfer meines Lebens.

	Ausreden	Neue Glaubensüber-zeugungen
24.	Ich bin nicht liebenswert.	Ich bin Liebe und verdiene Liebe.
25.	Mein Übergewicht ist ge-netisch bedingt.	Meine Absicht verändert meine DNS-Informationen.
26.	Niemand respektiert mich, ob ich dünn bin oder dick.	Ich bin die Quelle allen Respekts.
27.	Niemand sieht mich, wenn ich schlank bin.	Ich zeige mich und werde immer gesehen.
28.	Niemand will mich, wenn ich schlank bin.	Ich bin perfekt, so wie ich bin.
29.	Ich bin einsam, wenn ich schlank bin.	Ich bin immer von Freun-den umgeben.
30.	Ich erfahre beim Errei-chen meines natürlichen Wunschgewichts keine Unterstützung.	Ich finde jetzt alles Wissen für das Erreichen meines Wunschgewichts in mir selbst.
31.	Ich fühle mich verlassen.	Ich bin immer und jeder-zeit in meiner vollen Kraft.
32.	Ich fühle mich ungeliebt.	Ich bin Liebe.
33.	Ich kann niemandem ver-trauen.	Ich vertraue mir selbst und meinem Leben.
34.	Ich kann meinem Körper nicht vertrauen.	Ich bin stets auf meine Körperintelligenz ausge-richtet.
35.	Ich kann der universellen höheren Kraft nicht ver-trauen.	Ich bin die Quelle alles Guten.
36.	Ich bin schuldig.	Ich vertraue dem Fluss des Lebens.

	Ausreden	Neue Glaubensüber- zeugungen
37.	Ich habe viele Fehler ge- macht.	Ich habe jede Herausfor- derung, so gut ich es konn- te, gemeistert.
38.	Das ist unverzeihlich, wenn ich immer so viel esse.	Ich lasse meine Vergan- genheit vollständig los.
39.	Ich vergebe mir selbst nicht.	Ich vergebe mir selbst, und ich bin voller Mitgefühl mit mir.
40.	Ich vergebe anderen nicht.	Ich vergebe allen Situa- tionen, und ich bin voller Mitgefühl.
41.	Ich bin nicht gut genug.	Ich bin perfekt, so wie ich bin.
42.	Ich bin ein Versager.	Ich darf ein Versager sein.
43.	Ich bin ein Niemand.	Ich darf ein Niemand sein.
44.	Ich habe keine Willens- kraft.	Ich bin vollkommen mit meiner ganzen Kraft ver- bunden.
45.	Ich habe keine Disziplin.	Ich bin mir selbst und mei- nen Wünschen treu.
46.	Ich hasse vieles, was ich tun muss.	Ich liebe mich und mein Leben und lasse alles an- dere los.
47.	Das Leben ist ein Kampf.	Ich bin jetzt vollkommen im Superflow.
48.	Ich bin ein Opfer meines Gewichts.	Ich bin der Schöpfer aller meiner Lebensumstände.
49.	Ich habe Angst vor negati- ven Reaktionen.	Ich bin und bleibe mir selbst und meinen Wün- schen treu.

	Ausreden	Neue Glaubensüberzeugungen
50.	Ich habe Angst davor, hungrig zu werden und dann nichts da zu haben, also esse ich vorher.	Ich bin immer versorgt und mit der Quelle verbunden.
51.	Ich bin schwanger und muss deshalb für zwei essen.	Ich weiß, dass für mich und mein Kind gesorgt ist.
52.	Ich mache viel Sport und brauche viele Kohlenhydrate.	Mein Körper ist intelligent, mit der Quelle verbunden und perfekt versorgt.
53.	Ich bin dick, weil ich Kinder bekommen habe.	Ich übernehme die Verantwortung für meinen Körper und ehre meine Kinder voll und ganz.
54.	Ich nehme Gewicht zu, weil ich in den Wechseljahren bin.	Ich erreiche mein Wunschgewicht und kann es aufrechterhalten, obwohl ich in den Wechseljahren bin.
55.	Ich fühle mich durch mein Übergewicht sicher.	Ich fühle mich in einem schlanken Körper sicher.
56.	Ich fühle mich durch mein Übergewicht geborgen.	Ich fühle mich in einem schlanken Körper geborgen.
57.	Essen gibt mir Wärme.	Ich fühle mich in einem schlanken Körper vollkommen wohl.

Mit dieser Übung wandelst du nun jede Ausrede in die danebenstehende neue Glaubensüberzeugung um. Willst du z. B. die Ausrede Nr. 10, »Ich brauche dieses Essen, weil es mir Liebe gibt«, bearbeiten, heißt die entsprechende neue Glaubensüberzeugung »Ich bin Liebe«.

Schritt 1: Akzeptanz und Bewusstwerdung der Ausrede
Lege beide Hände auf dein Herz, und ergänze die nachfolgenden Sätze mit der entsprechenden Ausrede (z.B. mit »Ich brauche dieses Essen, weil es mir Liebe gibt«). Sprich alle Sätze laut und gefühlvoll aus. (Manchmal musst du sie etwas umstellen, damit es grammatikalisch stimmt.)

Es ist gut für mich, wenn ich glaube, dass ich ... (Ausrede). (Z.B. »... dieses Essen brauche, weil es mir Liebe gibt.«)
Ich akzeptiere, dass ich die einschränkende Glaubensüberzeugung habe, dass ... (Ausrede). (Z.B. »... ich dieses Essen brauche, weil es mir Liebe gibt.«)
Ich liebe mich, auch wenn ich glaube, dass ... (Ausrede). (Z.B. »... ich dieses Essen brauche, weil es mir Liebe gibt.«)
Ich liebe mein Leben, selbst wenn ich glaube, dass ... (Ausrede). (Z.B. »... ich dieses Essen brauche, weil es mir Liebe gibt.«)
Ich liebe die Menschen, die über mich sagen: Ich würde ... (Ausrede). (Z.B. »... dieses Essen brauchen, weil es mir Liebe gibt.«)

Ich brauche nun nicht mehr zu glauben, dass ... (Ausrede). (Z.B. »... ich dieses Essen brauche, weil es mir Liebe gibt.«)

Schritt 2: Emotionales Bewusstsein erlangen

Stimuliere nun hintereinander alle 5 BGS-Punkte, während du die folgenden Transfirmationen sprichst, die du mit der entsprechenden Ausrede ergänzt.

Stimuliere BGS-Punkt 1.

Ich vertraue vollkommen meinem Körper, auch wenn ich momentan noch glaube, dass ich ... (Ausrede). (Z.B. »... dieses Essen brauche, weil es mir Liebe gibt.«)

Stimuliere BGS-Punkt 2.

Ich erreiche mein natürliches Wunschgewicht ganz leicht und voller Freude, auch wenn ich momentan noch glaube, dass ich ... (Ausrede). (Z.B. »... dieses Essen brauche, weil es mir Liebe gibt.«)

Stimuliere BGS-Punkt 3.

Ich verdiene mein natürliches Wunschgewicht, auch wenn ich momentan noch glaube, dass ich ... (Ausrede). (Z.B. »... dieses Essen brauche, weil es mir Liebe gibt.«)

Stimuliere BGS-Punkt 4.

Ich bleibe immer auf das Positive fokussiert, und ich verarbeite und integriere alles in mir, auch wenn ich momentan

noch glaube, dass ich ... (Ausrede). (Z. B. »... dieses Essen brauche, weil es mir Liebe gibt.«)
Stimuliere BGS-Punkt 5.
Ich bin emotional intelligent. Ich bin eine emotionale Meisterin/ein emotionaler Meister, auch wenn ich momentan noch glaube, dass ich ... (Ausrede). (Z. B. »... dieses Essen brauche, weil es mir Liebe gibt.«)

Schritt 3: Die neue Glaubensüberzeugung integrieren
Wende nun wieder die MDSI an, und verwende dazu die folgenden Transfirmationen, die du mit der entsprechenden neuen Glaubensüberzeugung ergänzt (z. B. mit »ich bin Liebe«).

Ich weiß nun, dass ich diese Ausrede loslassen kann und dass ich alle Kraft habe, sie in die neue Glaubensüberzeugung zu verwandeln.
Ich akzeptiere es, in meiner Kraft zu sein und zu entscheiden, das zu glauben, was ich will.
Ich bin glücklich, zu glauben, dass ... (neue Glaubensüberzeugung). (Z. B. »... ich Liebe bin.«)
Ich liebe mich, auch wenn ich glaube, dass ... (neue Glaubensüberzeugung). (Z. B. »... ich Liebe bin.«)
Ich liebe es zu glauben, dass ... (neue Glaubensüberzeugung). (Z. B.»... ich Liebe bin.«)

Ich liebe meine neue Glaubensüberzeugung, dass ... (neue Glaubensüberzeugung). (z. B. »... ich Liebe bin.«)

Ich genieße es, wenn ich glaube, dass ... (neue Glaubensüberzeugung). (Z. B. »... ich Liebe bin.«)

Ich verdiene es, zu glauben, dass ... (neue Glaubensüberzeugung). (Z. B. »... ich Liebe bin.«)

Es ist gut für mich, zu glauben, dass ... (neue Glaubensüberzeugung). (z. B. »... ich Liebe bin.«)

Diese neue Glaubensüberzeugung ist jetzt Teil meines Bewusstseins und meiner Identität, ich entscheide mich jetzt, genau das zu sein. Das bin ich jetzt.

Ich integriere diese Glaubensüberzeugung in meinem ganzen System. Diese Glaubensüberzeugung ist meine wahre Wirklichkeit.

102   Sprich die neue Glaubensüberzeugung noch ein paar Mal vollständig aus, z. B. »Ich bin Liebe, ich bin Liebe, ich bin Liebe, ich bin Liebe, ...«.

Übung 12: Abnehmen im Schlaf

Ich liebe Effizienz. Das Versprechen »du kannst im Schlaf Gewicht verlieren« wird mit dieser Übung erfüllt, denn du wirst den Gewichtsverlust mit dem Schlafen verankern.[*]
In Übung 6 hast du für dich definiert, an welchen Körperstellen du ganz konkret Fett verlieren möchtest. Diese Übung führst du durch, wenn du bereits im Bett liegst, kurz bevor du einschläfst. Sprich dazu die folgenden Transfirmationen, und berühre gleichzeitig eine der Körperstellen (z. B. deinen Bauch) mit einer Handfläche:

Immer wenn ich schlafe, schmilzt mein Fett am/an
_____ (z. B. Bauch) wie der Schnee in der heißen Sonne.

Atme tief ein, und fahre dann mit den anderen Körperstellen fort, bis du einschläfst.

---

[*] Mit der neuen CD »Being Slim-Transfirmationen« aus dem Webshop auf www.behealed.de kannst du diesen Prozess noch intensivieren.

Übung 13: Worst-Case- und Best-Case-Szenario

Die letzte Übung ist eher spielerisch. Sie soll dir den Druck nehmen, dass etwas ganz Bestimmtes eintreten muss. Mit dieser Übung akzeptierst du jedes mögliche Ergebnis. Vielleicht erscheint dir das nach dem bisherigen Prozess als unwichtig, nimm diese Übung aber bitte trotzdem sehr ernst.

Ich kann mich noch sehr gut daran erinnern, wie ich vor ein paar Jahren einen echten Durchbruch hatte. Mein ganzes Leben lang hatte ich geglaubt, dass ich ein Versager sei.

Natürlich wurde mir das immer wieder von außen suggeriert, und ich erlebte, dass ich immer wieder scheiterte. Das Versagen wurde zu einer selbsterfüllenden Prophezeiung, und je häufiger es sich manifestierte, desto stärker habe ich diesen Teil von mir abgelehnt. Bis zu einem ganz bestimmten Tag: Ich war für einige Wochen in Indien und nahm an einem tief greifenden Transformationskurs teil. Eine der Aufgaben, die mir dort gestellt wurden, war, dass ich mich einen ganzen Tag lang in all das vertiefen sollte, was ich an mir selbst am meisten ablehnte. Für mich war das natürlich die Tatsache, dass ich ein Versager war. Ich habe mich also einen ganzen Tag lang in diese innere Überzeugung vertieft, sie aufgesaugt, mich darin gesuhlt und Ja dazu gesagt. Ja dazu, dass ich glaubte, ein Versager zu sein. Ich hatte endlich einmal das Gefühl, dass es mir erlaubt war, ein Versager zu sein. Ich empfand mich als den Inbegriff von einem Loser. Und ich habe vollkommen akzeptiert, dass ich bisher immer wieder gescheitert war. Diese völlige Akzeptanz dessen, wer ich zu diesem Zeitpunkt war, hat dazu geführt, dass es auf einmal weg war. Schon am nächsten Tag fühlte ich diese Befreiung in mir. Mein Versagertum war vollständig transformiert, und ich war frei!

Das Gleiche machst du nun mit deinem Übergewicht. Wir wollen diese Übung gern so authentisch wie möglich für dich werden lassen. Schreibe uns also bitte eine E-Mail, in der du deine ganze Leidensgeschichte und den schlimmsten möglichen Fall schilderst, alles, was geschehen könnte und wovor du Angst hast. Tue so, als sei der allerschlimmste Fall bereits eingetreten. Sie könnte beispielsweise folgendermaßen lauten:

»Ach je, heute habe ich wieder einen fetten Hamburger mit Pommes gegessen und dazu eine Cola getrunken, und aus Frust habe ich gleich noch zwei Tafeln Schokolade hinterhergestopft. Ich habe schon wieder 3 kg zugenommen, und ich habe das Gefühl, ich nehme von Tag zu Tag mehr zu. Mein Cholesterinwert ist bereits so hoch, dass mein Arzt mir gesagt habe, wenn ich nicht bald etwas tue, sei das Herzinfarktrisiko zu hoch. Ich habe das Gefühl, dass sich meine Situation nie ändern wird. Was bringt schon dieser ganze Glücklich-schlank-Mist? Es ist doch sowieso alles hoffnungslos. Meine Gesundheitsrisiken sind so hoch und mein Körper ist so fett und unansehnlich! Oft fühle ich mich überfressen und mit meinem gestressten Lebensstil werde ich immer noch süchtiger nach diesem ganzen ungesunden Zeugs, das nicht gut für mich ist. Ich hasse meinen Körper und fühle mich so schwach. Wieso sollte ich jetzt plötzlich mehr Disziplin haben, ich habe es doch schon so oft probiert? Ach, wie hilflos fühle ich mich doch. Ich bin doch sowieso nur ein Opfer der Lebensmittelindustrie. Ich akzeptiere, dass alles noch viel schlimmer wird und dass ich unter meiner Gewichtszunahme leide. Und sollte ich daran sterben, ist es mir inzwischen auch völlig egal ...«

So oder ähnlich könnte das Worst-Case-Szenario lauten. Bitte schreibe uns im Anschluss dann gleich dein Best-Case-Szenario, auch wenn es noch nicht eingetreten ist. Schreibe ganz euphorisch deine Geschichte im Voraus, als würdest du ein Drehbuch für eine Erfolgsstory schreiben. Sie könnte beispielsweise folgendermaßen lauten:

»Liebe Jenny, lieber Thorsten, ich habe bereits nach 4 Wochen mehr als 10 kg abgenommen. So fit und vital habe ich mich in meinem ganzen Leben noch nicht gefühlt ... wow!«

Hierfür geben wir dir nicht so viele Beispiele, denn diese Geschichte über dich selbst soll ganz aus dir selbst und deiner euphorischen Idee über dein natürliches Wunschgewicht entstehen. Wichtig ist nur, dass du die Geschichte so schreibst, als hättest du dein Ziel bereits erreicht. Schreibe dieses Szenario auf, und lasse es dann ganz bewusst los, indem du es per E-Mail an uns sendest. Du solltest dabei ein gutes Gefühl haben, sonst lasse es. Doch dieser Prozess des Loslassens und der Kreation ist unbeschreiblich kraftvoll. Schicke deine E-Mail bitte an balance@behealed.de. Wir freuen uns, von dir zu lesen! Natürlich kannst du uns gern auch von deinen wahren Erfolgen berichten, die wir dir so sehr wünschen.

Nachwort

Liebe Leserin, lieber Leser, bitte erinnere dich an das, was wir dir anfangs gesagt haben: Übernimm Selbstverantwortung! Du musst alle Übungen in diesem Buch durchführen, wenn du bewusst glücklich schlank sein möchtest. Dieses Programm hat bereits vielen Menschen geholfen, und wir sind sehr glücklich darüber. Hier kannst du lesen, was Menschen gesagt haben, die auf einem Seminar bei uns waren:

»Ich habe seit dem Kurs vor 2 Wochen 7,2 kg abgenommen. Ich bin natürlich bis jetzt sehr froh mit dem Resultat: Die Jeans geht wieder zu! Und auf Schokolade habe ich keine Lust mehr.«

»Es ist echt eine unglaublich gute Methode. Obwohl ich nur ein paar Transfirmationen verwende, hat das Wochenende doch funktioniert. Ich esse von allein weniger. Süßigkeiten und Kuchen esse ich jetzt noch weniger. Ehrlich gesagt, besorge ich nur noch etwas, falls einmal Besuch kommt, doch ich selbst esse davon nichts mehr. Einfach, weil ich kein Verlangen mehr danach habe. Das wurde während des Wochenendseminars wahrscheinlich gut umprogrammiert.«

»In der letzten Zeit wich ich immer mehr von meinem Diätplan ab, dem ich gefolgt war, und ich begann, mehr auf meinen Körper zu vertrauen. Aufhören zu essen bei 80 % Sättigung geht wie von selbst. Ich überesse mich nicht mehr, ohne dass ich etwas dazu tun müsste. Ich hatte auch während der Festtage keine Mühe damit, kann selbst ganz einfach zusehen, wenn andere essen, und muss nicht mitessen. Ab und zu gönne ich mir dann doch etwas echt Leckeres, doch dann genieße ich es auch sehr bewusst und brauche auch nicht noch eine zweite Portion davon. Ich passe wieder in Kleidung, die seit 4 Jahren zu eng war. Mit den Übungen arbeite ich 3 Mal am Tag, und ich habe alle Ausreden aufgelöst, weil ich mir selbst und meinen Wünschen treu bleiben möchte. Bis jetzt bin ich super glücklich mit meinen neuen unterbewussten Programmen.«

»Die Form meiner Beine hat sich innerhalb von 2 Wochen schon deutlich verändert!«

»Meine Hose geht nach 3 Wochen schon viel einfacher zu, und es ist sichtbar, dass ich weniger Fett an meinen Hüf-

ten habe. Seit Ewigkeiten habe ich wieder einen Durchbruch bei meinem Gewichtsverlust erreicht.«

»Bei mir ist alles perfekt! Obwohl die Waage eigentlich
ein wenig tabu ist, habe ich bereits 14 kg abgenommen.
Kürzlich hatte ich seit Wochen wieder ein wenig Schokolade gegessen, doch es scheint, als sei ich echt darüber weg:
Es schmeckte nicht einmal nach mehr! Ich höre auch noch
regelmäßig die CD *Spielend schlank* von Thorsten.«[*]

Und genau diesen Erfolg wünschen wir dir auch. Wir wünschen dir von ganzem Herzen, dass du schon bald dein
natürliches Wunschgewicht erreicht hast und dass du mit
diesem Thema in Frieden kommen kannst. Deine Körperintelligenz soll dich letztlich dahin führen, dass alles wie
von allein geht und du das Essen genießen kannst, ohne
ständig damit beschäftigt zu sein, Kalorien zu zählen oder
ein schlechtes Gewissen zu haben.
Wenn du die Integration dieser neuen Muster noch intensiver unterstützen möchtest, dann empfehlen wir dir
die neue, speziell zu diesem Buch entwickelte CD mit den
meisten der in den Übungen enthaltenen Bewusst-glück-
lich-schlank-Transfirmationen[**]. Damit kannst du die-

[*] Thorsten Weiss: *Spielend schlank.* 44 Min. Schirner Verlag, Darmstadt
[**] Thorsten Weiss: *Being slim – Die Transfirmationen.* 42 Min. Schirner
Verlag, Darmstadt

se noch tiefer z.B. beim Einschlafen in dein ganzes Sein eindringen lassen und deine Zellen bis auf DNS-Ebene mit diesem Quantenfeld in Berührung bringen. Auch die CD *Spielend schlank*, eine geführte Meditation, gibt deinem Bewusstsein und dem autonomen Nervensystem all die neuen Informationen für Vitalität und Gesundheit und verbindet dich wieder mit deiner Körperintelligenz. Mit dieser Meditation kannst du das Loslassen der Glaubensmuster, Konflikte und Blockaden, die eine Umstellung deiner Ernährungs- und Lebensgewohnheiten verhindern, unterstützen und fördern. Programmiere deinen Körper so, dass er geradezu Lust verspürt, nur gesunde und vitalisierende Nahrung zu sich zu nehmen, und lasse dich von der Energie spendenden, warmen und liebevollen Stimme von Thorsten auf dem Weg zu deinem vitalen und schlanken Körper begleiten.

Willst du danach vielleicht noch einen Schritt weiter gehen? Unser Ziel ist es, so vielen Menschen wie möglich ein schlankes, gesundes, glückliches und erfolgreiches Leben zu ermöglichen. Dazu bilden wir Bewusst-glücklich-schlank-Coaches aus und führen Menschen mit unserem Vital-Coach-Projekt, einem Fernkurs, zu einem vitalen und zellerleuchtenden Lebens- und Ernährungsstil. In der Einzelarbeit kann diese Methode natürlich noch viel intensiver und gezielter angewendet werden. Wenn du dich in deinem Herzen berufen fühlst, die Bewusst-glücklich-schlank-Methode zu erlernen und damit vielen Menschen zu helfen, indem du sie aus ihrem Leid in ein friedliches Leben führst, dann findest du mehr Informationen dazu auf unserer Webseite www.behealed.de.

Wir grüßen dich von Herzen und wünschen dir eine gesunde, glückliche und schlanke Zeit!

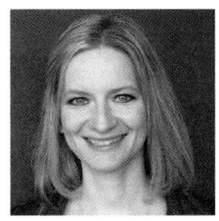 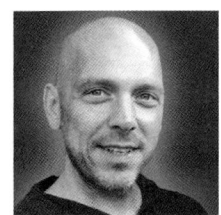

Jenny Bor & Thorsten Weiss
Mallorca im Mai 2011

Entdecke ein neues Bewusstsein für Nahrung!

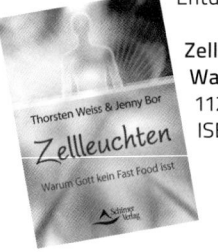

Zellleuchten
Warum Gott kein Fast Food isst
112 Seiten, farbig, mit zahlr. Abb.
ISBN 978-3-8434-5042-3

Bildnachweis fotolia.de:
S. 19, S. 63: #19186159, Uwe Grötzner
S. 59, S. 90: #28266420, Spofi
S. 35, S. 67: #4434504, Principal
S. 18, S. 43: #7993415, Adagio
S. 7, S. 52: #9789928, Helix